云南省学生常见病和健康影响因素监测与干预项目
云南省医学学科带头人培养项目（D-2018007）

云南省儿童青少年伤害及健康相关行为研究

（2017—2021年）

刘　宏　杨云娟　代丽梅　杨　帆　张铁松　周海蓉　江家云　著

云南出版集团
云南科技出版社
·昆　明·

图书在版编目（CIP）数据

云南省儿童青少年伤害及健康相关行为研究 . 2017—2021 年 / 刘宏等著 . -- 昆明 : 云南科技出版社 , 2023
ISBN 978-7-5587-5059-5

Ⅰ . ①云… Ⅱ . ①刘… Ⅲ . ①儿童 - 伤亡事故 - 预防 (卫生)- 研究 - 云南 -2017-2021 Ⅳ . ① R720.597

中国国家版本馆 CIP 数据核字 (2023) 第 124739 号

云南省儿童青少年伤害及健康相关行为研究（2017—2021 年）

YUNNAN SHENG ERTONG QINGSHAONIAN SHANGHAI JI JIANKANG XIANGGUAN XINGWEI YANJIU（2017—2021 NIAN）

刘　宏　杨云娟　代丽梅　杨　帆　张铁松　周海蓉　江家云　著

出 版 人：温　翔
策　　划：温　翔　胡凤丽
责任编辑：蒋朋美
责任印制：蒋丽芬
责任校对：秦永红

书　　号：ISBN 978-7-5587-5059-5
印　　制：云南金伦云印实业股份有限公司
开　　本：889mm × 1194mm　1/32
印　　张：4.625
字　　数：117 千字
版　　次：2023 年 9 月第 1 版
印　　次：2023 年 9 月第 1 次印刷
定　　价：48.00 元

出版发行：云南出版集团　云南科技出版社
地　　址：昆明市环城西路 609 号
电　　话：0871-64101969

著者简介

刘　宏：云南省疾病预防控制中心学校卫生所副研究员，心理学硕士，发表学术论文10余篇，出版专著1部，主编图书3部，参与各级项目4项。

杨云娟：云南省疾病预防控制中心学校卫生所副主任医师，硕士生导师，云南省和昆明市中青年技术和学术带头人，云南省医学学科带头人，出版专著1部，发表60余篇学术论文。

代丽梅：云南省疾病预防控制中心学校卫生所主管技师，发表多篇学术论文，参编图书2部，参与各级项目2项，获卫生科技成果奖三等奖1项。

杨　帆：云南省疾病预防控制中心学校卫生所主管医师，医学硕士，发表多篇学术论文，参编图书2部，获卫生科技成果奖三等奖1项。

张铁松：昆明市儿童医院院长，主任医师，二级教授，博士生导师，云南省儿童重大疾病研究重点实验室主任，发表国内外学术论文50余篇。

周海蓉：云南省肿瘤医院健康管理与肿瘤筛查中心主管护师，主要从事健康咨询、健康科普、肿瘤筛查等业务及科研工作，发表过多篇学术论文。

江家云：昆明市五华区疾病预防控制中心党总支书记，副主任医师，昆明市预防医学会常务理事、昆明医学会艾滋病专科分会常务委员、云南省优生优育妇幼保健协会疾病预防与疫苗接种专业委员会常务委员，发表学术论文 10 余篇，参与专著撰写 1 部。

前 言

为细化落实《“健康中国2030”规划纲要》和《综合防控儿童青少年近视实施方案》等相关工作，由国家卫生健康委依托学生常见病和健康影响因素监测平台，对我国儿童青少年学生近视、肥胖、脊柱弯曲异常等常见病和健康影响因素开展了连续的监测工作。云南省学生常见病和健康影响因素监测工作从2017年开始，2017—2018年在昆明、红河和普洱3个州（市）的6个县（市、区）试点，2019—2021年扩展至全省16个州市的32个县（市、区），凝聚了云南省各级卫生、教育部门专业同仁的心血，特别是各级疾控预防控制中心学校卫生专业人员的辛勤努力。在此，对参与上述工作，付出劳动的各位同仁致以衷心的感谢。

为更全面、深入、科学地开展儿童青少年常见病防治工作，对监测中发现的主要问题和危险因素进行干预，保障和促进云南省儿童青少年的健康，本书对2017—2021年云南省儿童青少年伤害及健康行为监测数据进行综合分析与讨论，为相关健康教育及干预措施的制定提供科学依据，也为从事该专业领域的专业技术人员，卫生、教育工作者，政府部门工作人员和关心爱护云南省儿童青少年健康成长的有关人员提供有参考价值的结果和资料。

本书共五章，分别从伤害相关行为，物质滥用使用行为，网络使用及不良用耳行为，健康教育、性行为和抑郁症状，主要发现和研究建议等方面进行介绍，内容涵盖严重伤害，校园欺凌，暴力行为，意外伤害，自伤、自杀及不良情绪，吸烟行为，饮酒行为，成瘾性物质使用行为，网络成瘾，不良用耳行为，青春期及艾滋病预防健康教育，性行为，抑郁症状等多个儿童青少年健康相关行为领域。各位撰稿老师根据专业特长，分工如下：第一章（刘宏、杨云娟），第二章（代丽梅、周海蓉），第三章（杨帆、张铁松），第四章（刘宏、江家云），第五章（刘宏）。全书由刘宏老师统稿并进行最后的修订。在本书的撰写过程中，参考了国内外相关领域专家学者的相关研究，在此对各位撰稿老师及各位学者表示衷心的感谢。

本书在数据核对、资料整理、统计分析与结果探讨中工作量较大，加之著者水平和时间所限，书中难免存在诸多纰漏和不足之处，恳请各位专家、同仁和广大读者批评指正。

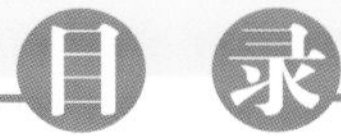
目 录

第一章
伤害相关行为

伤害(injury)是导致儿童青少年死亡和损伤方面可以预防的病因。广义上说，吸烟、酗酒、静坐少动、不健康饮食行为、吸食毒品、自杀、不安全性行为等属于对自身的伤害行为，与易导致意外伤害的行为一起，统称为“健康危害行为”。本章主要从严重伤害，校园欺凌，暴力行为，意外伤害，自伤、自杀及不良情绪五个方面进行伤害相关行为的研究。

第一节　严重伤害

严重伤害指过去 12 个月里，由于伤害而需要到医院治疗，或不能上学，或影响日常活动一天及以上的情况。

2017—2021 年，严重伤害的报告率分别为 8.7%、7.2%、8.5%、5.2% 和 4.8%。见图 1–1。

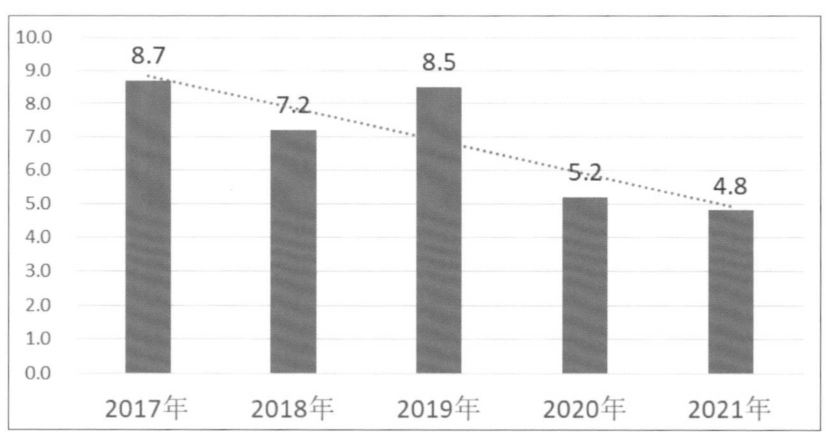

图 1–1　严重伤害报告率 /%

2017—2021 年中，受过严重伤害的学生报告，严重伤害平均次数分别为 1.46 ± 2.09 次、1.67 ± 2.56 次、2.09 ± 3.15 次、2.05 ± 3.31 次和 1.87 ± 2.98 次。见图 1–2。

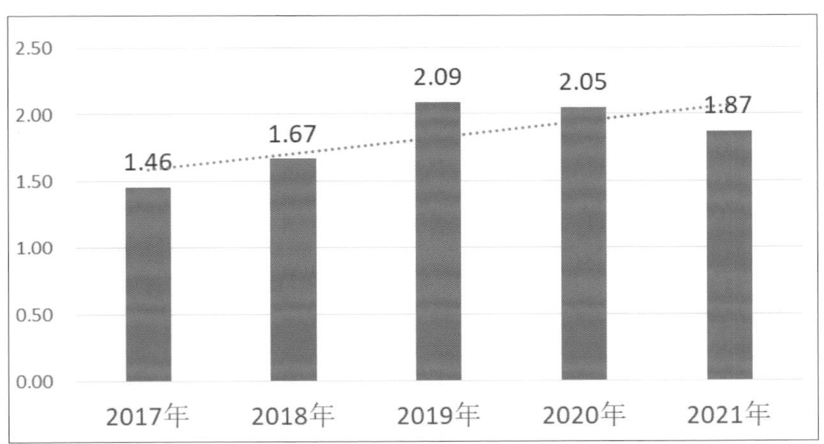

图 1–2 严重伤害平均数 / 次

一、2017 年度严重伤害情况

2017 年，严重伤害的特点具体为：初中 > 普高 > 大学，职高 > 大学（χ^2=37.904，p<0.001），男生 > 女生（χ^2=40.283，p<0.001），城区 < 郊县（χ^2=8.339，p<0.01），不同片区之间差异无统计学意义（χ^2=4.154，p>0.05）。

严重伤害平均次数的特点具体为：各学段之间差异无统计学意义（F=0.232，p>0.05），不同性别之间差异无统计学意义（t=–1.151，p>0.05），城郊之间差异无统计学意义（t=0.142，p>0.05），不同经济片区之间差异无统计学意义（F=1.371，p>0.05）。见表 1–1。

表 1-1　过去一年里严重伤害的情况

类别		调查人数（人）	严重伤害（%）	调查人数（人）	平均次数（M ± SD）
学段	初中	2853	307（10.8）	254	1.47 ± 2.12
	普高	2084	163（7.8）	145	1.47 ± 1.98
	职高	713	55（7.7）	47	1.55 ± 2.77
	大学	704	28（4.0）	27	1.15 ± 0.36
性别	男生	2828	317（11.2）	266	1.56 ± 2.66
	女生	3526	236（6.7）	207	1.33 ± 0.96
地区	城区	4202	335（8.0）	292	1.47 ± 2.21
	郊县	2152	218（10.1）	181	1.44 ± 1.90
经济片区	好	2116	199（9.4）	179	1.37 ± 1.79
	中	2184	196（9.0）	168	1.35 ± 0.81
	差	2054	158（7.7）	126	1.72 ± 3.31
合计		6354	553（8.7）	473	1.46 ± 2.09

严重伤害的原因中，由高到低依次为：跌坠伤 48.4%，扭伤 43.7%，锐器伤 18.0%，硬物击伤 13.1%，烧伤 / 烫伤 9.3%，动物咬伤 8.6%，交通事故 8.4%，窒息 3.3%，爆炸伤 2.8%，下落物击中 2.6%，溺水 1.0%，电击伤 0.9%，中毒 0.7%。

严重伤害前五位的特点具体为：除锐器伤职高 / 初中 > 普高（χ^2=19.426，p<0.001）外，其他四类意外伤害学段之间差异无统计学意义（χ^2=7.919，p>0.05；χ^2=7.418，p>0.05；χ^2=1.315，p>0.05；χ^2=7.418，p>0.05）；五类意外伤害之间差异无统计学意义（χ^2=0.857，p>0.05；χ^2=0.662，p>0.05；χ^2=0.568，p>0.05；χ^2=2.065，p>0.05；χ^2=0.500，p>0.05）；五类意外伤害城郊之间差

异无统计学意义（χ^2=1.817，p>0.05；χ^2=0.615，p>0.05；χ^2=3.381，p>0.05；χ^2=2.220，p>0.05；χ^2=1.003，p>0.05）。见表 1–2。

表 1–2　过去一年里严重伤害原因的情况

类别		调查人数（人）	跌坠伤（%）	扭伤（%）	锐器伤（%）	硬物击伤（%）	烧/烫伤（%）
学段	初中	308	164（53.2）	139（45.1）	71（23.1）	43（14.0）	35（11.4）
	普高	181	81（44.8）	81（44.8）	14（7.7）	22（12.2）	16（8.8）
	职高	55	23（41.8）	22（40.0）	13（23.6）	8（14.5）	0（0.0）
	大学	28	9（32.1）	8（28.6）	5（17.9）	2（7.1）	2（7.1）
性别	男生	330	165（50.0）	149（45.2）	56（17.0）	49（14.8）	33（10.0）
	女生	242	112（46.3）	101（41.7）	47（19.4）	26（10.7）	20（8.2）
地区	城区	335	151（45.1）	151（45.1）	52（15.5）	38（11.3）	32（9.6）
	郊县	237	99（41.8）	99（41.8）	51（21.5）	37（15.6）	21（8.9）
合计		572	277（48.4）	250（43.7）	103（18.0）	75（13.1）	53（9.3）

二、2018 年度严重伤害情况

2018 年，严重伤害的特点具体为：初中 / 职高 > 大学，初中 > 普高 > 大学（χ^2=22.307，p<0.001），男生 > 女生（χ^2=34.216，p<0.001），城区 < 郊县（χ^2=4.633，p<0.05），好片区 > 中片区（χ^2=6.815，p<0.05）。

严重伤害平均次数的特点具体为：各学段之间差异无统计学意义（F=0.702，p>0.05），不同性别之间差异无统计学意义（t=–1.363，p>0.05），城郊之间差异无统计学意义（t=1.133，p>0.05），不同经济片区之间差异无统计学意义（F=0.618，p>0.05）。见表 1–3。

表 1-3　过去一年里严重伤害的情况

类别		调查人数（人）	严重伤害（%）	调查人数（人）	平均次数（M±SD）
学段	初中	2891	248（8.6）	248	1.73±3.16
	普高	2214	132（6.0）	132	1.62±1.53
	职高	721	61（8.5）	61	1.84±2.28
	大学	721	33（4.6）	33	1.09±0.29
性别	男生	3159	290（9.2）	290	1.52±1.74
	女生	3388	184（5.4）	184	1.90±3.48
地区	城区	4355	294（6.8）	293	1.77±2.88
	郊县	2192	180（8.2）	181	1.50±1.93
经济片区	好	2145	174（8.1）	175	1.54±1.77
	中	2236	137（6.1）	136	1.86±3.65
	差	2166	163（7.5）	163	1.64±2.15
合计		6547	474（7.2）	474	1.67±2.56

三、2019 年度严重伤害情况

2019 年，严重伤害的特点具体为：小学 / 初中 / 普高 / 职高 > 大学（χ^2=66.24，p<0.01），男生 > 女生（χ^2=331.52，p<0.01），城郊之间差异无统计学意义（χ^2=0.71，p>0.05）。

严重伤害平均次数的特点具体为：普高 > 小学 / 初中 / 职高 / 大学，初中 > 职高（F=9.22，p<0.01），女生 > 男生（t=−2.02，p<0.05），城区 > 郊县（t=4.70，p<0.01）。见表 1-4。

表 1-4 过去一年里严重伤害的情况

类别		调查人数（人）	严重伤害（%）	调查人数（人）	平均次数（M±SD）
学段	小学	17802	1598（9.0）	1492	2.02±3.44
	初中	17619	1514（8.6）	1439	2.09±2.85
	普高	13544	1169（8.6）	1146	2.46±3.53
	职高	3976	337（8.5）	333	1.40±1.17
	大学	3601	176（4.9）	171	1.63±2.34
性别	男生	26585	2856（10.7）	2715	2.02±3.11
	女生	29957	1938（6.5）	1866	2.21±3.20
地区	城区	34394	2889（8.4）	2831	2.25±3.49
	郊县	22148	1905（8.6）	1750	1.84±2.48
合计		56542	4794（8.5）	4581	2.09±3.15

四、2020 年度严重伤害情况

2020 年，严重伤害的特点具体为：普高 > 小学 > 大学，初中 / 职高 > 大学（χ^2=77.44，p<0.01），男生 > 女生（χ^2=223.91，p<0.01），城郊之间差异无统计学意义（χ^2=0.16，p>0.05），差片区 > 中片区 > 好片区（χ^2= 23.70，p<0.001）。

严重伤害平均次数的特点具体为：小学 > 职高（F=5.85，p<0.001），女生 > 男生（t=–2.04，p<0.05），城郊之间、不同经济片区之间差异无统计学意义（t=1.64，p>0.05；F=1.85，p>0.05）。见表 1–5。

表 1-5　过去一年里严重伤害的情况

类别		调查人数（人）	严重伤害（%）	调查人数（人）	平均次数（M ± SD）
学段	小学	17659	853（4.8）	840	2.49 ± 4.42
	初中	17303	933（5.4）	922	1.88 ± 2.78
	普高	13510	810（6.0）	807	1.87 ± 2.75
	职高	3890	230（5.9）	227	1.62 ± 2.00
	大学	3536	95（2.7）	95	2.20 ± 3.33
性别	男生	26332	1769（6.7）	1749	1.95 ± 3.42
	女生	29566	1152（3.9）	1142	2.20 ± 3.15
地区	城区	35369	1838（5.2）	1822	2.12 ± 3.67
	郊县	20529	1083（5.3）	1069	1.92 ± 2.60
经济片区	好	3412	134（3.9）	134	1.74 ± 2.92
	中	17697	859（4.9）	851	1.91 ± 2.85
	差	34789	1929（5.5）	1906	2.13 ± 3.52
合计		55898	2921（5.2）	2891	2.05 ± 3.31

五、2021 年度严重伤害情况

2021 年，严重伤害的特点具体为：普高 / 职高 > 小学 / 初中 / 大学（χ^2=37.280，p<0.001），男生 > 女生（χ^2=198.332，p<0.001），城郊之间差异无统计学意义（χ^2=1.763，p>0.05），差片区 > 中片区（χ^2=17.177，p<0.001）。

严重伤害平均次数的特点具体为：职高 > 初中 / 普高 / 大学（F=2.571，p<0.05），女生 > 男生（t=−2.286，p<0.05），城区 > 郊县（t=4.528，p<0.001），不同经济片区之间差异无统计学意义（F=4.777，p<0.05）。见表 1–6。

表 1-6 过去一年里严重伤害的情况

类别		调查人数（人）	严重伤害（%）	调查人数（人）	平均次数（M ± SD）
学段	小学	17943	805（4.5）	793	1.97 ± 3.74
	初中	17486	807（4.6）	800	1.77 ± 2.53
	普高	13292	731（5.5）	726	1.74 ± 2.22
	职高	3938	214（5.4）	213	2.40 ± 3.63
	大学	3520	121（3.4）	119	1.70 ± 2.72
性别	男生	26805	1633（6.1）	1617	1.76 ± 2.82
	女生	29374	1045（3.6）	1034	2.04 ± 3.20
地区	城区	35010	1654（4.9）	1636	2.05 ± 3.49
	郊县	22169	1024（4.6）	1015	1.58 ± 1.85
经济片区	好	3416	150（4.4）	150	1.65 ± 1.80
	中	17904	765（4.3）	759	1.62 ± 2.67
	差	34859	1763（5.1）	1742	2.00 ± 3.17
合计		56179	2678（4.8）	2651	1.87 ± 2.98

第二节 校园欺凌

校园欺凌是指过去 30 天里，被调查者受到他人言语或行为上恶意的、不礼貌的取笑和攻击，使他感到讨厌或不愉快，心灵或肉体受到创伤。校园欺凌不包括善意的玩笑或动作；包括被别人恶意取笑，被索要财物，被有意排斥在集体活动之外或被孤立，被威胁和恐吓（言语和行动），被打、踢、推、挤或关在屋里，因为身体缺陷或长相而被取笑。6 种校园欺凌相关行为任何一项中选择“经常”代表有校园欺凌相关行为。大学生中，增加网络暴力相关行为，反映学生在过去 30 天里，被人通过电子传媒方式恶意取笑、谩骂、威胁、恐吓，或散布谣言、影像或视频等行为。

2017—2021 年，过去 30 天里，校园欺凌的报告率分别为 3.0%、3.3%、3.0%、2.5% 和 2.3%。见图 1–3。

2018—2021 年，过去 30 天里，大学生网络暴力的报告率分别为 1.0%、0.4%、0.7% 和 0.5%；被网络暴力的平均次数分别为 1.57 ± 1.13 次、3.80 ± 5.71 次、8.30 ± 11.99 次、3.39 ± 5.23 次。见图 1–4 和图 1–5。

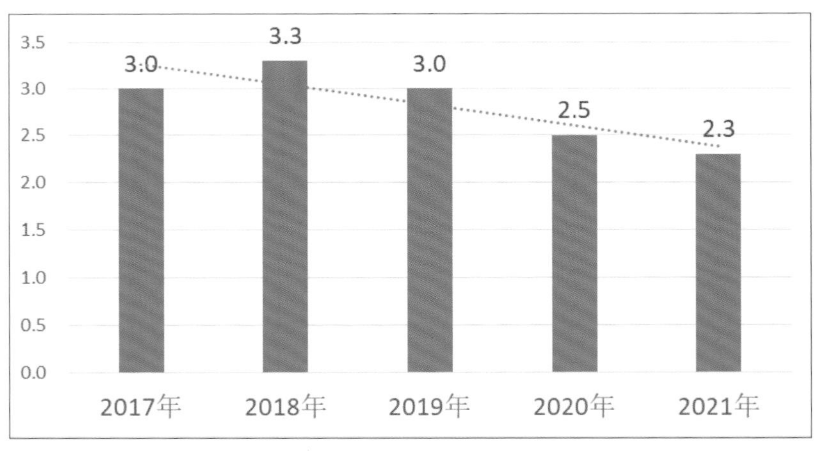

图 1–3 校园欺凌报告率 /%

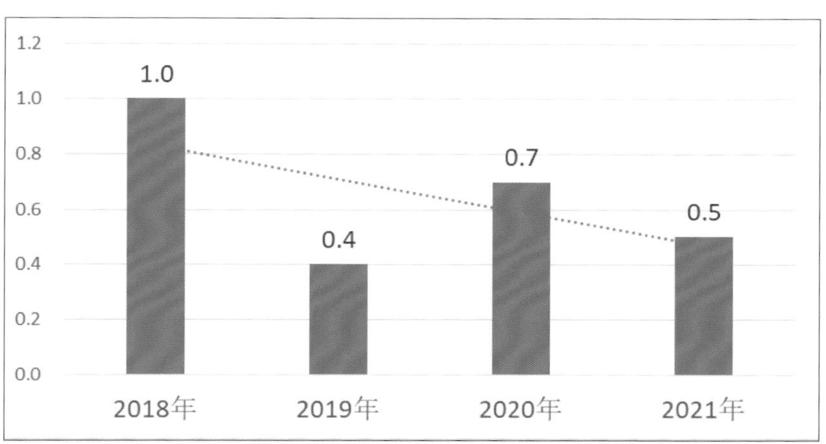

图 1-4 大学生网络暴力报告率 /%

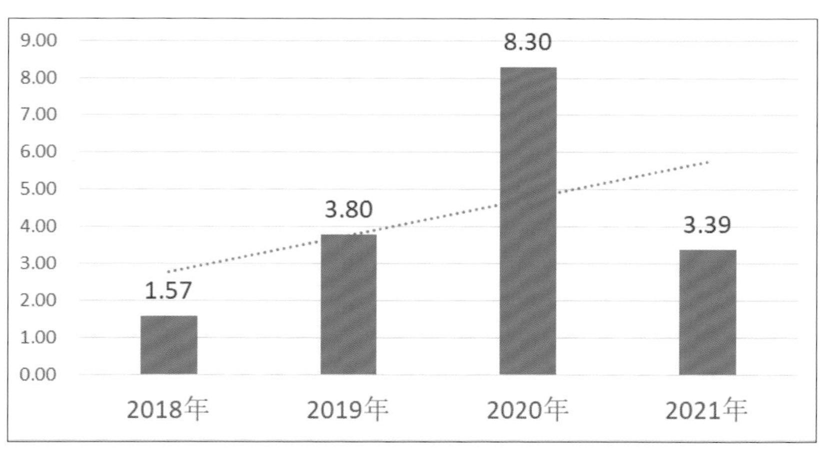

图 1-5 大学生网络暴力的平均次数 / 次

一、2017 年度校园欺凌情况

校园欺凌相关行为的特点具体为：小学 / 初中 > 大学 / 普高（χ^2=39.694，p<0.001），男生 > 女生（χ^2=83.734，p<0.001），郊县 > 城区（χ^2=4.995，p<0.05）。

被恶意取笑的报告率为 1.8%。具体为：初中 > 普高（χ^2=278.711，p<0.001），男生 > 女生（χ^2=182.675，p<0.001），城郊之间差异无统计学意义。

被索要财物的报告率为 0.5%。具体为：不同学段之间无统计差异，男生 > 女生（χ^2=92.003，p<0.001），城郊之间无统计差异。

被有意被排斥在集体活动之外或被孤立的报告率为 0.8%。具体为：小学 > 普高（χ^2=38.968，p<0.001），男生 > 女生（χ^2=29.410，p<0.001），城郊之间差异无统计学意义。

被威胁和恐吓的报告率为 0.6%。具体为：小学 > 普高（χ^2=198.108，p<0.001），男生 > 女生（χ^2=73.859，p<0.001），城郊之间差异无统计学意义。

被打、踢、推、挤或关在屋里的报告率为 0.5%。具体为：小学 > 普高（χ^2=143.661，p<0.001），男生 > 女生（χ^2=87.647，p<0.001），城郊之间差异无统计学意义。

因为身体缺陷或长相而被取笑的报告率为 0.9%。具体为：初中 > 普高（χ^2=54.241，p<0.001），男生 > 女生（χ^2=13.800，p<0.01），城郊之间差异无统计学意义。见表 1–7。

表 1-7　过去 30 天里校园欺凌的情况

类别		调查人数（人）	校园欺凌（%）	被恶意取笑（%）	被索要财物（%）	被有意排斥在集体活动之外或被孤立（%）	被威胁和恐吓（%）	被打、踢、推、挤或关在屋里（%）	因身体缺陷或长相而被取笑（%）
学段	小学	2691	116（4.3）	59（2.2）	17（0.6）	31（1.2）	26（1.0）	22（0.8）	29（1.1）
	初中	2853	92（3.2）	65（2.3）	16（0.6）	21（0.7）	18（0.6）	13（0.5）	35（1.2）
	普高	2085	34（1.6）	24（1.2）	5（0.2）	7（0.3）	4（0.2）	2（0.1）	9（0.4）
	职高	713	17（2.4）	12（1.7）	3（0.4）	8（1.1）	3（0.4）	4（0.6）	4（0.6）
	大学	704	8（1.1）	5（0.7）	1（0.1）	3（0.4）	2（0.3）	2（0.3）	4（0.6）
性别	男生	4089	194（4.7）	118（2.9）	32（0.8）	46（1.1）	41（1.0）	356（0.9）	52（1.3）
	女生	4957	73（1.5）	47（0.9）	9（0.2）	24（0.5）	12（0.2）	8（0.2）	29（0.6）
地区	城区	5606	148（2.6）	96（1.7）	29（0.5）	47（0.8）	32（0.6）	25（0.4）	45（0.8）
	郊县	3440	119（3.5）	69（2.0）	13（0.4）	23（0.7）	21（0.6）	18（0.5）	36（1.0）
合计		9046	267（3.0）	165（1.8）	42（0.5）	70（0.8）	53（0.6）	43（0.5）	81（0.9）

二、2018年度校园欺凌情况

校园欺凌相关行为的特点具体为：小学 > 初中 > 大学，小学 > 普高 / 职高（χ^2=100.742，p<0.001），男生 > 女生（χ^2=25.014，p<0.001），郊县 > 城区（χ^2=7.898，p<0.01）。

被恶意取笑的报告率为1.8%。具体为：小学 > 初中 / 普高 / 职高 / 大学（χ^2=317.085，p<0.001），男生 > 女生（χ^2=118.629，p<0.001），郊县 > 城区（χ^2=130.150，p<0.010）。

被索要财物的报告率为0.4%。具体为：不同学段之间差异无统计学意义，男生 > 女生（χ^2=90.625，p<0.001），城郊之间差异无统计学意义。

被有意排斥在集体活动之外或被孤立的报告率为0.7%。具体为：小学 / 初中 > 普高（χ^2=118.964，p<0.001），不同性别之间差异无统计学意义，城郊之间差异无统计学意义。

被威胁和恐吓的报告率为0.9%。具体为：小学 > 初中 / 普高 / 大学（χ^2=413.426，p<0.001），男生 > 女生（χ^2=48.859，p<0.001），城郊之间差异无统计学意义。

被打、踢、推、挤或关在屋里的报告率为0.4%。具体为：其不同学段之间差异无统计学意义，男生 > 女生（χ^2=71.898，p<0.001），城郊之间差异无统计学意义。

因身体缺陷或长相而被取笑的报告率为0.9%。具体为：小学 > 大学（χ^2=49.148，p<0.001），男生 > 女生（χ^2=14.745，p<0.01），郊县 > 城区（χ^2=40.204，p<0.010）。见表1–8。

表 1-8　过去 30 天里校园欺凌的情况

类别		调查人数（人）	校园欺凌（%）	被恶意取笑（%）	被索要财物（%）	被有意排斥在集体活动之外或被孤立（%）	被威胁和恐吓（%）	被打、踢、推、挤或关在屋里（%）	因身体缺陷或长相而被取笑（%）
学段	小学	2858	171（6.0）	82（2.9）	21（0.7）	39（1.4）	53（1.9）	21（0.7）	36（1.3）
	初中	2891	78（2.7）	41（1.4）	10（0.3）	20（0.7）	15（0.5）	12（0.4）	23（0.8）
	普高	2214	43（1.9）	32（1.4）	4（0.2）	2（0.1）	12（0.5）	5（0.2）	18（0.8）
	职高	721	15（2.1）	7（1.0）	4（0.6）	4（0.6）	3（0.4）	3（0.4）	5（0.7）
	大学	721	4（0.6）	4（0.6）	0（0.0）	1（0.1）	0（0.0）	0（0.0）	0（0.0）
性别	男生	4556	194（4.3）	108（2.4）	29（0.6）	38（0.8）	59（1.3）	30（0.7）	50（1.1）
	女生	4849	117（2.4）	58（1.2）	10（0.2）	28（0.6）	24（0.5）	11（0.2）	32（0.7）
地区	城区	5768	167（2.9）	87（1.5）	24（0.4）	37（0.6）	44（0.8）	31（0.5）	41（0.7）
	郊县	3637	144（4.0）	79（2.2）	15（0.4）	29（0.8）	39（1.1）	10（0.3）	41（1.1）
合计		9405	311（3.3）	166（1.8）	39（0.4）	66（0.7）	83（0.9）	41（0.4）	82（0.9）

在大学生中监测还显示，过去30天里，被网络暴力的特点具体为：不同性别之间差异无统计学意义（$\chi^2=0.742$，$p>0.05$），好片区 > 中片区 / 差片区（$\chi^2=14.711$，$p<0.01$）。

过去30天里，被网络暴力次数的特点具体为：不同性别之间差异无统计学意义（$t=-1.512$，$p>0.05$）。见表1-9。

表1-9 大学生过去30天被人通过电子传媒方式恶意取笑、谩骂、威胁、恐吓或散布有关你的谣言、影像或视频等网络暴力行为的情况

类别		调查人数（人）	网络暴力（%）	调查人数（人）	平均次数（M±SD）
性别	男生	297	4（1.3）	4	1.00±0.00
	女生	424	3（0.7）	3	2.33±1.53
经济片区	好	234	7（3.0）	0	1.57±1.13
	中	247	0（0.0）	0	—
	差	240	0（0.0）	0	—
合计		721	7（1.0）	23	1.57±1.13

三、2019年度校园欺凌情况

校园欺凌相关行为的特点具体为：小学 > 初中 > 普高 / 职高 > 大学（$\chi^2=482.424$，$p<0.001$），男生 > 女生（$\chi^2=188.218$，$p<0.001$），郊县 > 城区（$\chi^2=7.569$，$p<0.01$）。

被恶意取笑的报告率为1.6%。具体为：小学 > 初中 > 普高 > 大学，职高低于小学、初中，但与普高、大学之间差异无统计学意义（$\chi^2=1688.018$，$p<0.001$），男生 > 女生（$\chi^2=840.176$，$p<0.01$），郊县 > 城区（$\chi^2=531.002$，$p<0.01$）。

被索要财物的报告率为0.3%。具体为：小学 > 初中 > 普高，

职高/大学低于小学，但与初中、普高之间差异无统计学意义（χ^2=714.670，p<0.001），男生>女生（χ^2=296.592，p<0.01），城郊之间差异无统计学意义。

被有意排斥在集体活动之外或被孤立的报告率为0.7%。具体为：小学>初中>普高/大学，职高低于小学，但与初中、普高、大学之间差异无统计学意义（χ^2=527.510，p<0.001），男生>女生（χ^2=23.102，p<0.01），城郊之间差异无统计学意义。

被威胁和恐吓的报告率为0.6%。具体为：小学>初中>普高，职高/大学低于小学，但与初中、普高之间差异无统计学意义（χ^2=1691.874，p<0.001），男生>女生（χ^2=334.800，p<0.01），城郊之间差异无统计学意义。

被打、踢、推、挤或关在屋里的报告率为0.5%。小学高于其他学段，初中与小学之间差异无统计学意义，高于其他学段，普高低于小学/初中，高于大学，但与职高之间差异无统计学意义，职高高于大学（χ^2=1241.280，p<0.001），男生>女生（χ^2=400.258，p<0.01），城郊之间差异无统计学意义。

因身体缺陷或长相而被取笑的报告率为0.8%。小学>初中>普高，职高/大学低于小学，但与初中、普高之间差异无统计学意义（χ^2=240.750，p<0.01），男生>女生（χ^2=32.186，p<0.001），城郊之间差异无统计学意义。见表1-10。

表 1-10　过去 30 天里校园欺凌的情况

类别		调查人数（人）	校园欺凌（%）	被恶意取笑（%）	被索要财物（%）	被有意排斥在集体活动之外或被孤立（%）	被威胁和恐吓（%）	被打、踢、推、挤或关在屋里（%）	因身体缺陷或长相而被取笑（%）
学段	小学	17416	899（5.2）	466（2.7）	107（0.6）	207（1.2）	200（1.1）	171（1.0）	192（1.1）
	初中	17084	504（3.0）	279（1.6）	56（0.3）	133（0.8）	62（0.4）	58（0.3）	154（0.9）
	普高	13116	189（1.4）	117（0.9）	16（0.1）	35（0.3）	25（0.2）	17（0.1）	80（0.6）
	职高	3860	59（1.5）	31（0.8）	8（0.2）	19（0.5）	14（0.4）	9（0.2）	21（0.5）
	大学	3545	21（0.6）	13（0.4）	5（0.1）	8（0.2）	5（0.1）	4（0.1）	5（0.1）
性别	男生	25778	1059（4.1）	594（2.3）	127（0.5）	226（0.9）	209（0.8）	197（0.8）	262（1.0）
	女生	29243	613（2.1）	312（1.1）	65（0.2）	176（0.6）	97（0.3）	62（0.2）	190（0.6）
地区	城区	32820	943（2.9）	504（1.5）	110（0.3）	240（0.7）	181（0.6）	150（0.5）	259（0.8）
	郊县	22201	729（3.3）	402（1.8）	82（0.4）	162（0.7）	125（0.6）	109（0.5）	193（0.9）
合计		55021	1672（3.0）	922（1.6）	192（0.3）	420（0.7）	306（0.6）	259（0.5）	452（0.8）

在大学生中监测还显示，过去 30 天里，被网络暴力的特点具体为：不同性别之间差异无统计学意义（χ^2=0.453，p>0.05），好片区 > 中片区（χ^2=6.211，p<0.05）。

过去 30 天里，被网络暴力次数的特点具体为：不同性别之间差异无统计学意义（t=0.939，p>0.05），不同经济片区之间差异无统计学意义（F=0.765，p>0.05）。见表 1-11。

表 1-11 大学生过去 30 天被人通过电子传媒方式恶意取笑、谩骂、威胁、恐吓或散布有关你的谣言、影像或视频等网络暴力行为的情况

类别		调查人数（人）	网络暴力（%）	调查人数（人）	平均次数（M ± SD）
性别	男生	1131	6（0.5）	6	5.29 ± 7.70
	女生	2413	9（0.4）	9	2.50 ± 3.21
经济片区	好	237	3（1.3）	3	7.33 ± 11.85
	中	1244	2（0.2）	2	1.50 ± 0.71
	差	2063	10（0.5）	10	3.20 ± 3.71
合计		3544	15（0.4）	15	3.80 ± 5.71

四、2020 年度校园欺凌情况

校园欺凌相关行为的特点具体为：小学 > 初中 > 普高 / 职高 > 大学（χ^2=270.28，p<0.001），男生 > 女生（χ^2=131.73，p<0.001），郊县 > 城区（χ^2=11.36，p<0.01），好片区 > 差片区 > 中片区（χ^2=39.43，p<0.001）。

被恶意取笑的报告率为 1.4%。具体为：小学 / 初中 > 普高 / 职高 / 大学（χ^2=77.13，p<0.01），男生 > 女生（χ^2=115.44，p<0.001），城郊之间差异无统计学意义（χ^2=2.73，p>0.05），好

片区＞差片区/中片区（$\chi^2=27.73$，$p<0.001$）。

被索要财物的报告率为 0.4%。具体为：小学/初中＞普高（$\chi^2=20.34$，$p<0.001$），男生＞女生（$\chi^2=41.64$，$p<0.01$），城郊之间差异无统计学意义（$\chi^2=0.18$，$p>0.05$），好片区＞差片区/中片区（$\chi^2=65.53$，$p<0.001$）。

被有意排斥在集体活动之外或被孤立的报告率为 0.7%。具体为：小学＞初中＞普高，小学＞大学（$\chi^2=60.30$，$p<0.001$），男生＞女生（$\chi^2=13.15$，$p<0.001$），城郊之间差异无统计学意义（$\chi^2=0.86$，$p>0.05$），好片区＞差片区/中片区（$\chi^2=38.04$，$p<0.001$）。

被威胁和恐吓的报告率为 0.6%。具体为：小学＞初中＞普高，小学＞职高/大学（$\chi^2=95.53$，$p<0.001$），男生＞女生（$\chi^2=50.98$，$p<0.001$），城郊之间差异无统计学意义（$\chi^2=0.67$，$p>0.05$），好片区＞中片区/差片区（$\chi^2=43.50$，$p<0.001$）。

被打、踢、推、挤或关在屋里的报告率为 0.4%。小学＞初中/普高/职高/大学（$\chi^2=76.35$，$p<0.01$），男生＞女生（$\chi^2=71.93$，$p<0.001$），城郊之间差异无统计学意义（$\chi^2=0.15$，$p>0.05$），好片区＞差片区/中片区（$\chi^2=51.07$，$p<0.001$）。

因身体缺陷或长相而被取笑的报告率为 0.7%。小学/初中＞高于/职高/大学（$\chi^2=48.16$，$p<0.01$），男生＞女生（$\chi^2=15.49$，$p<0.001$），城郊之间差异无统计学意义（$\chi^2=1.33$，$p>0.05$），好片区＞差片区/中片区（$\chi^2=24.01$，$p<0.001$）。见表 1-12。

表 1-12 过去 30 天里校园欺凌的情况

类别		调查人数（人）	校园欺凌（%）	被恶意取笑（%）	被索要财物（%）	被有意排斥在集体活动之外或被孤立（%）	被威胁和恐吓（%）	被打、踢、推、挤或关在屋里（%）	因身体缺陷或长相而被取笑（%）
学段	小学	17643	671（3.8）	320（1.8）	83（0.5）	189（1.1）	176（1.0）	133（0.8）	143（0.8）
	初中	17301	472（2.7）	275（1.6）	75（0.4）	127（0.7）	86（0.5）	55（0.3）	154（0.9）
	普高	13510	180（1.3）	123（0.9）	27（0.2）	51（0.4）	32（0.2）	24（0.2）	56（0.4）
	职高	3885	53（1.4）	33（0.8）	11（0.3）	24（0.6）	12（0.3）	11（0.3）	13（0.3）
	大学	3536	24（0.7）	20（0.6）	8（0.2）	12（0.3）	10（0.3）	8（0.2）	8（0.2）
性别	男生	26315	871（3.3）	511（1.9）	142（0.5）	226（0.9）	212（0.8）	173（0.7）	214（0.8）
	女生	29560	529（1.8）	260（0.9）	62（0.2）	177（0.6）	104（0.4）	58（0.2）	160（0.5）
地区	城区	35362	826（2.3）	466（1.3）	132（0.4）	264（0.7）	207（0.6）	149（0.4）	226（0.6）
	郊县	20513	574（2.8）	305（1.5）	72（0.4）	139（0.7）	109（0.5）	82（0.4）	148（0.7）
经济片区	好	3492	134（3.9）	81（2.4）	40（1.2）	54（1.6）	47（1.4）	40（1.2）	44（1.3）
	中	17686	375（2.1）	218（1.2）	51（0.3）	112（0.6）	83（0.5）	61（0.3）	96（0.5）
	差	34697	891（2.6）	472（1.4）	113（0.3）	237（0.7）	186（0.5）	130（0.4）	234（0.7）
合计		55875	1400（2.5）	771（1.4）	204（0.4）	403（0.7）	316（0.6）	231（0.4）	374（0.7）

在大学生中监测还显示，过去 30 天里，被网络暴力的特点具体为：不同性别之间差异无统计学意义（χ^2=0.69，p>0.05），不同经济片区之间差异无统计学意义（Fisher 精确概率 p>0.05）。

过去 30 天里，被网络暴力次数的特点具体为：男生 > 女生（t=3.33，p<0.05），不同经济片区之间差异无统计学意义（F=0.84，p>0.05）。见表 1-13。

表 1-13　大学生过去 30 天被人通过电子传媒方式恶意取笑、谩骂、威胁、恐吓或散布有关你的谣言、影像或视频等网络暴力行为的情况

类别		调查人数（人）	网络暴力（%）	调查人数（人）	平均次数（M ± SD）
性别	男生	1101	9（0.8）	9	18.11 ± 14.37
	女生	2435	14（0.6）	14	2.00 ± 2.66
经济片区	好	247	0（0.0）	0	—
	中	1290	14（1.1）	14	10.00 ± 13.34
	差	1999	9（0.5）	9	5.67 ± 9.68
合计		3536	23（0.7）	23	8.30 ± 11.99

五、2021 年度校园欺凌情况

校园欺凌相关行为的特点具体为：小学 > 初中 > 普高 / 职高 > 大学（χ^2=175.787，p<0.001），男生 > 女生（χ^2=65.666，p<0.001），郊县 > 城区（χ^2=19.864，p<0.001），好片区 > 差片区 > 中片区（χ^2=23.553，p<0.001）。

被恶意取笑的报告率为 1.3%。具体为：小学 / 初中 / 职高 > 大学，小学 > 普高 / 职高（χ^2=609.680，p<0.001），男生 > 女生（χ^2=319.415，

$p<0.001$），郊县＞城区（$\chi^2=134.202$，$p<0.001$），好片区＞差片区/中片区（$\chi^2=365.098$，$p<0.001$）。

被索要财物的报告率为0.3%。具体为：不同学段之间差异无统计学意义，男生＞女生（$\chi^2=150.850$，$p<0.001$），城郊之间差异无统计学意义，好片区＞差片区/中片区（$\chi^2=201.700$，$p<0.001$）。

被有意排斥在集体活动之外或被孤立的报告率为0.7%。具体为：小学/初中＞普高/大学（$\chi^2=227.305$，$p<0.001$），不同性别之间差异无统计学意义（$\chi^2=6.831$，$p>0.05$），城郊之间差异无统计学意义，好片区＞差片区/中片区（$\chi^2=133.343$，$p<0.001$）。

被威胁和恐吓的报告率为0.5%。具体为：小学/初中＞普高/大学（$\chi^2=549.589$，$p<0.001$），男生＞女生（$\chi^2=171.260$，$p<0.001$），城郊之间差异无统计学意义，好片区＞中片区，差片区与两者间差异无统计学意义（$\chi^2=161.099$，$p<0.001$）。

被打、踢、推、挤或关在屋里的报告率为0.4%。具体为：小学＞初中/普高/职高/大学（$\chi^2=479.856$，$p<0.001$），男生＞女生（$\chi^2=302.249$，$p<0.001$），城郊之间差异无统计学意义，不同经济片区间差异无统计学意义。

因身体缺陷或长相而被取笑的报告率为0.6%。具体为：初中＞大学/普高/职高（$\chi^2=250.537$，$p<0.001$），不同性别之间差异无统计学意义（$\chi^2=3.363$，$p>0.05$），郊县＞城区（$\chi^2=28.481$，$p<0.001$），好片区＞中片区（$\chi^2=104.422$，$p<0.001$）。见表1-14。

表1-14 过去30天里校园欺凌的情况

类别		调查人数（人）	校园欺凌（%）	被恶意取笑（%）	被索要财物（%）	被有意排斥在集体活动之外或被孤立（%）	被威胁和恐吓（%）	被打、踢、推、挤或关在屋里（%）	因身体缺陷或长相而被取笑（%）
学段	小学	17927	573（3.2）	298（1.7）	58（0.3）	174（1.0）	127（0.7）	106（0.6）	108（0.6）
	初中	17468	447（2.6）	252（1.4）	54（0.3）	129（0.7）	94（0.5）	58（0.3）	142（0.8）
	普高	13294	175（1.3）	104（0.8）	25（0.2）	46（0.3）	33（0.2）	25（0.2）	60（0.5）
	职高	3936	65（1.7）	41（1.0）	11（0.3）	20（0.5）	14（0.4）	6（0.2）	14（0.4）
	大学	3517	24（0.7）	16（0.5）	2（0.1）	6（0.2）	3（0.1）	4（0.1）	8（0.2）
性别	男生	26787	756（2.8）	418（1.6）	101（0.4）	197（0.7）	176（0.7）	138（0.5）	168（0.6）
	女生	29355	528（1.8）	293（1.0）	49（0.2）	178（0.6）	95（0.3）	61（0.2）	164（0.6）
地区	城区	33981	700（2.1）	391（1.2）	81（0.2）	214（0.6）	152（0.4）	113（0.3）	183（0.5）
	郊县	22161	584（2.6）	320（1.4）	69（0.3）	161（0.7）	119（0.5）	86（0.4）	149（0.7）
经济片区	好	3416	105（3.1）	67（2.0）	28（0.8）	42（1.2）	27（0.8）	20（0.6）	33（1.0）
	中	17873	340（1.9）	190（1.1）	34（0.2）	104（0.6）	75（0.4）	61（0.3）	82（0.5）
	差	34853	839（2.4）	454（1.3）	88（0.3）	229（0.7）	169（0.5）	118（0.3）	217（0.6）
合计		56142	1284（2.3）	711（1.3）	150（0.3）	375（0.7）	271（0.5）	199（0.4）	332（0.6）

在大学生中监测还显示，过去 30 天里，被网络暴力的特点具体为：男生 > 女生（χ^2=4.698，p<0.05），不同经济片区之间差异无统计学意义（χ^2=4.517，p>0.05）。

过去 30 天里，被网络暴力次数的特点具体为：不同性别之间差异无统计学意义（t=-1.242，p>0.05），不同经济片区之间差异无统计学意义（F=0.146，p>0.05）。见表 1-15。

表 1-15　大学生过去 30 天被人通过电子传媒方式恶意取笑、谩骂、威胁、恐吓或散布有关你的谣言、影像或视频等网络暴力行为的情况

类别		调查人数（人）	网络暴力（%）	调查人数（人）	平均次数（M ± SD）
性别	男生	1209	11（0.9）	11	1.91 ± 1.14
	女生	2311	8（0.3）	7	5.71 ± 8.06
经济片区	好	240	1（0.4）	1	5.00*
	中	1339	3（0.2）	3	2.00 ± 1.00
	差	1941	15（0.8）	14	3.57 ± 5.91
合计		3520	19（0.5）	18	3.39 ± 5.23

* 仅 1 例样本报告，无法计算标准差

第三节　暴力行为

暴力行为反映学生打架行为，是指参与两个或两个以上的人互相殴打，试图损害对方的行为；或者反映学生遭受家庭欺凌 / 暴力

情况，主要指学生被家长打骂，选择“有”则代表遭受家庭暴力行为，并可根据次数计算遭受家庭暴力严重程度。

2017—2021 年，过去一年里，与他人动手打架的报告率分别为 10.5%、10.0%、14.0%、10.4% 和 10.1%。见图 1–6。

2019—2021 年，过去 30 天里曾被家长打骂的报告率分别为 27.1%、19.3% 和 17.7%，被家长打骂的平均次数分别为：3.89 ± 4.79 次、3.70 ± 5.72 次和 3.44 ± 4.62 次。见图 1–7 和图 1–8。

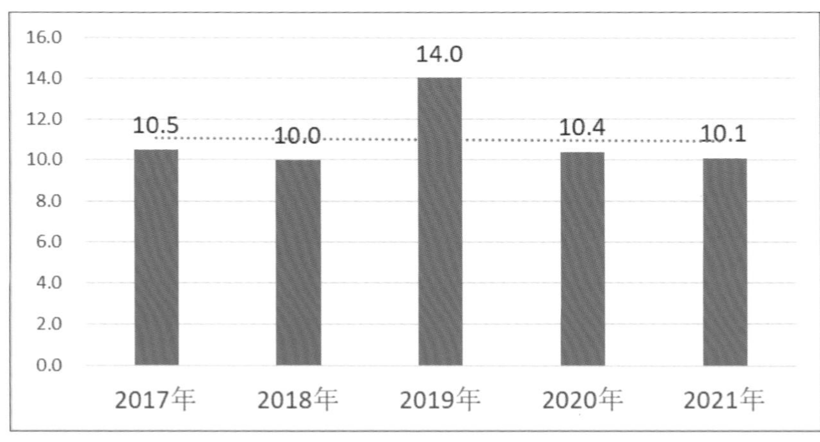

图 1–6　与他人动手打架报告率 /%

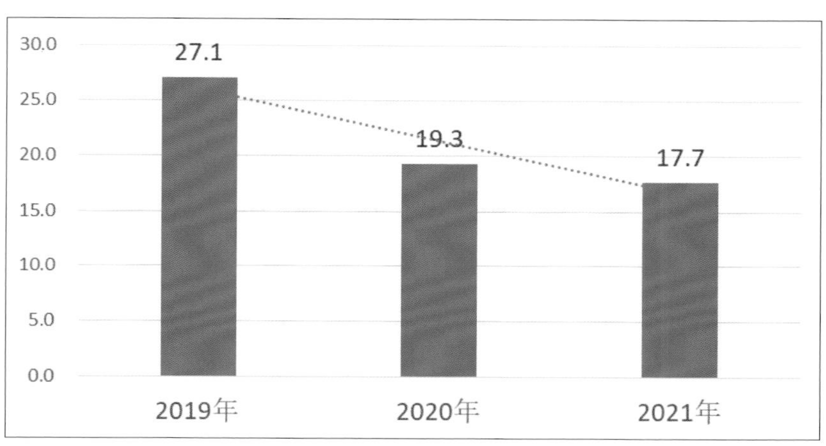

图 1-7　被家长打骂的报告率 /%

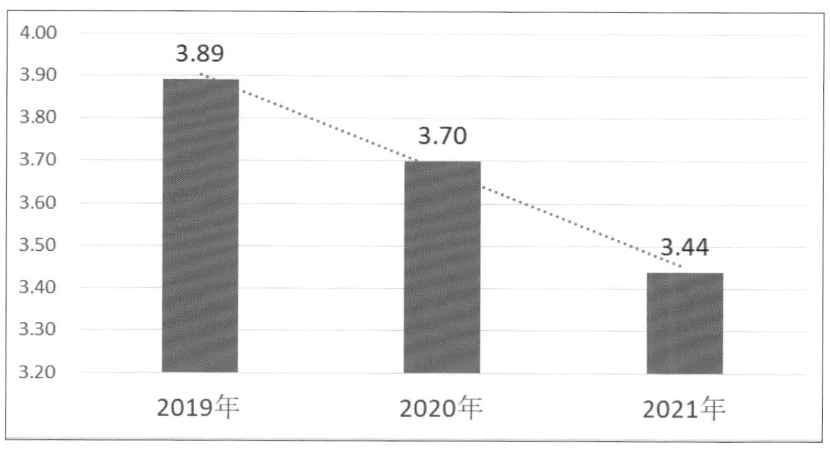

图 1-8　被家长打骂的平均次数 / 次

一、2017 年度暴力行为情况

过去一年内，与他人动手打架的特点具体为：初中 / 职高 > 普高 > 大学（χ^2=208.352，p<0.01），男生 > 女生（χ^2=343.347，p<0.01），郊县 > 城区（χ^2=13.737，p<0.01），不同片区之间差异无统计学意义（χ^2=9.356，p>0.05）。见表 1–16。

表 1–16　过去一年里与他人动手打架的情况

类别		调查人数（人）	0 次（%）	1 次（人）	2~5 次（人）	6 次或以上（人）
学段	初中	2853	2410（84.5）	295	117	31
	普高	2085	1966（94.3）	86	22	11
	职高	713	622（87.2）	52	22	17
	大学	704	692（98.3）	9	2	1
性别	男生	2829	2313（81.8）	321	139	56
	女生	3526	3377（95.8）	121	24	4
地区	城区	4203	3779（89.9）	282	93	49
	郊县	2153	1911（88.8）	160	70	11
经济片区	好	2116	1917（90.6）	141	47	11
	中	2184	1951（89.3）	154	55	24
	差	2055	1822（88.7）	147	61	25
合计		6355	5690（89.5）	442	163	60

二、2018 年度暴力行为情况

过去一年内，与他人动手打架的特点具体为：初中 / 职高 > 普高 > 大学（χ^2=194.660，p<0.001），男生 > 女生（χ^2=300.532，p<0.001），郊县 > 城区（χ^2=24.144，p<0.001），不同片区之间差

异无统计学意义（χ^2=10.315，p>0.05）。见表 1–17。

表 1–17　过去一年里与他人动手打架的情况

类别		调查人数（人）	0 次（%）	1 次（人）	2~5 次（人）	6 次或以上（人）
学段	初中	2891	2468（85.4）	296	112	15
	普高	2214	2085（94.2）	83	34	12
	职高	721	630（87.4）	53	28	10
	大学	721	712（98.8）	6	3	0
性别	男生	3159	2636（83.4）	339	152	32
	女生	3388	3259（96.2）	99	25	5
地区	城区	4355	3966（91.1）	251	108	30
	郊县	2192	1929（88.0）	187	69	7
经济片区	好	2145	1935（90.2）	140	61	9
	中	2236	2035（91.0）	135	49	17
	差	2166	1925（88.9）	163	67	11
合计		6547	5895（90.0）	438	177	37

三、2019 年度暴力行为情况

过去一年内，与他人动手打架的特点具体为：小学 > 初中 > 职高 > 普高 > 大学（χ^2=2393.40，p<0.01），男生 > 女生（χ^2=2650.46，p<0.01），郊县 > 城区（χ^2=312.96，p<0.01）。见表 1–18。

表 1-18　过去一年里与他人动手打架的情况

类别		调查人数（人）	0次（%）	1次（%）	2~5次（%）	6次或以上（%）
学段	小学	17829	13772（77.2）	2625（14.7）	1057（5.9）	375（2.1）
	初中	17668	15062（85.3）	1748（9.9）	637（3.6）	221（1.3）
	普高	13562	12811（94.5）	492（3.6）	210（1.5）	49（0.4）
	职高	3982	3575（89.8）	287（7.2）	95（2.4）	25（0.6）
	大学	3602	3510（97.4）	75（2.1）	14（0.4）	3（0.1）
性别	男生	26642	20800（78.1）	3738（14.0）	1566（5.9）	538（2.0）
	女生	30001	27930（93.1）	1489（5.0）	447（1.5）	135（0.4）
地区	城区	34456	30355（88.1）	2688（7.8）	1064（3.1）	349（1.0）
	郊县	22187	18375（82.8）	2539（11.4）	949（4.3）	324（1.5）
合计		56643	48730（86.0）	5227（9.2）	2013（3.6）	673（1.2）

过去30天里曾被家长打骂的特点具体为：小学＞初中＞普高/职高（χ^2=4501.20，p<0.01），男生＞女生（χ^2=271.75，p<0.01），郊县＞城区（χ^2=322.61，p<0.01）。

被家长打骂次数的特点具体为：小学＞初中＞普高/职高（F=18.30，p<0.01），男生＞女生（t=4.53，p<0.01），郊县＞城区（t=2.24，p<0.05）。见表1-19。

表 1-19　过去30天里曾被家长打骂的情况［n（%）］

类别		调查人数（人）	打骂（%）	调查人数（人）	平均次数（M±SD）
学段	小学	17802	7602（42.7）	7243	3.80±5.27
	初中	17654	4821（27.3）	4515	3.53±5.07
	普高	13558	1459（10.8）	1389	2.91±3.69
	职高	3981	469（11.8）	461	2.65±2.77

续表 1–19

类别		调查人数（人）	打骂（%）	调查人数（人）	平均次数（M±SD）
性别	男生	25445	7733（30.4）	7313	3.76±5.26
	女生	27550	6618（24.0）	6295	3.37±4.69
地区	城区	30843	7446（24.1）	7267	3.67±5.19
	郊县	22152	6905（31.2）	6341	3.48±4.79
合计		52995	14351（27.1）	13608	3.58±5.01

四、2020 年度暴力行为情况

过去一年内，与他人动手打架的特点具体为：小学 > 初中 > 职高 > 普高 > 大学（χ^2=1967.10，p<0.001），男生 > 女生（χ^2=1900.95，p<0.001），郊县 > 城区（χ^2=261.96，p<0.001），差片区 > 好片区 / 中片区（χ^2=39.30，p<0.001）。见表 1–20。

表 1–20　过去一年里与他人动手打架的情况

类别		调查人数（人）	0 次（%）	1 次（%）	2~5 次（%）	6 次或以上（%）
学段	小学	17655	14588（82.6）	2123	713	231
	初中	17302	15347（88.7）	1352	489	114
	普高	13510	13016（96.3）	343	116	35
	职高	3887	3664（94.3）	156	56	11
	大学	3535	3465（98.0）	49	10	11
性别	男生	26323	22019（83.6）	2942	1060	302
	女生	29566	28061（94.9）	1081	324	100
地区	城区	35369	32253（91.2）	2137	767	212
	郊县	20520	17827（86.9）	1886	617	190

续表 1-20

类别		调查人数（人）	0次（%）	1次（%）	2~5次（%）	6次或以上（%）
经济片区	好	3412	3098（90.8）	205	83	26
	中	17690	16019（90.6）	1143	411	117
	差	34787	30963（89.0）	2675	890	259
合计		55889	50080（89.6）	4023	1384	402

过去30天里曾被家长打骂的特点具体为：小学＞初中＞普高/职高（χ^2=3242.81，p<0.001），男生＞女生（χ^2=144.46，p<0.001），郊县＞城区（χ^2=422.00，p<0.001），中片区＞差片区＞好片区（χ^2=70.78，p<0.001）。

被家长打骂次数的特点具体为：男生＞女生（t=2.49，p<0.05），城区＞郊县（t=2.14，p<0.05），不同经济片区、不同学段之间差异无统计学意义（F=2.83，p>0.05；F=1.48，p>0.05）。见表1-21。

表 1-21　过去30天里曾被家长打骂的情况

类别		调查人数（人）	打骂（%）	调查人数（人）	平均次数（M±SD）
学段	小学	17651	5468（31.0）	5416	3.65±5.69
	初中	17284	3392（19.6）	3337	3.84±5.88
	普高	13504	933（6.9）	925	3.53±5.47
	职高	3882	283（7.3）	277	3.36±5.21
性别	男生	25217	5398（21.4）	5330	3.83±6.23
	女生	27104	4678（17.3）	4625	3.55±5.07
地区	城区	31808	5221（16.4）	5169	3.81±6.32
	郊县	20513	4855（23.7）	4786	3.57±4.99

续表 1-21

类别		调查人数（人）	打骂（%）	调查人数（人）	平均次数（M ± SD）
经济片区	好	3165	454（14.3）	453	4.05 ± 8.31
	中	16393	3386（20.7）	3354	3.77 ± 5.70
	差	32763	6236（19.0）	6148	3.63 ± 5.50
合计		52321	10076（19.3）	9955	3.70 ± 5.72

五、2021 年度暴力行为情况

过去一年内，与他人动手打架的特点具体为：小学 > 初中 > 职高 > 普高 > 大学（χ^2=1214.974，p<0.001），男生 > 女生（χ^2=1536.547，p<0.001），郊县 > 城区（χ^2=90.377，p<0.001），差片区 > 好片区 / 中片区（χ^2=131.284，p<0.001）。见表 1-22。

表 1-22　过去一年里与他人动手打架的情况

类别		调查人数（人）	0 次（%）	1 次（人）	2~5 次（人）	6 次或以上（人）
学段	小学	17950	15447（86.1）	1749	549	205
	初中	17482	15767（90.2）	1182	431	102
	普高	13294	12746（95.9）	388	122	38
	职高	3938	3660（92.9）	206	52	20
	大学	3520	3472（98.6）	39	8	1
性别	男生	26804	23049（86.0）	2565	902	288
	女生	29380	28043（95.4）	999	260	78
地区	城区	34018	31251（91.9）	1940	628	199
	郊县	22166	19841（89.5）	1624	534	167
经济片区	好	3416	3188（93.3）	165	49	14
	中	17911	16579（92.6）	916	320	96
	差	34857	31325（89.9）	2483	793	256
合计		56184	51092（90.9）	3564	1162	366

过去 30 天里曾被家长打骂的特点具体为：小学 > 初中 > 普高 / 职高（χ^2=2653.281，p<0.001），男生 > 女生（χ^2=76.825，p<0.001），郊县 > 城区（χ^2=247.528，p<0.001），不同经济片区之间差异无统计学意义（χ^2=7.939，p<0.05）。

被家长打骂次数的特点具体为：小学 / 初中 > 普高，初中 > 职高（F=3.2973，p<0.05），男生 > 女生（t=2.762，p<0.01），城区 > 郊县（t=4.762，p<0.001），中片区 > 差片区（F=3.204，p<0.05）。见表 1–23。

表 1–23　过去 30 天里曾被家长打骂的情况

类别		调查人数（人）	打骂（%）	调查人数（人）	平均次数（M ± SD）
学段	小学	17849	5057（28.3）	4987	3.43 ± 4.58
	初中	17440	2991（17.2）	2946	3.62 ± 4.88
	普高	13290	951（7.2）	931	3.08 ± 4.23
	职高	3938	315（8.0）	309	3.06 ± 3.79
性别	男生	25506	4907（19.2）	4821	3.57 ± 4.86
	女生	27011	4407（16.3）	4352	3.30 ± 4.34
地区	城区	30375	4707（15.5）	4627	3.67 ± 5.12
	郊县	22142	4607（20.8）	4546	3.21 ± 4.04
经济片区	好	3176	523（16.5）	522	3.37 ± 5.09
	中	16457	2850（17.3）	2801	3.63 ± 4.93
	差	32884	5941（18.1）	5850	3.36 ± 4.42
合计		52517	9314（17.7）	9173	3.44 ± 4.62

第四节 意外伤害

意外伤害反映的是学生日常非故意伤害行为的发生情况，如步行违规行为、非安全场所游泳（如到江、河、池塘等地方游泳，而没有成人陪同或该场所没有救生员，或者该地标有“禁止游泳”“非游泳区”等字样）。其中，步行违规行为选择“经常”代表有步行违规行为。

2017—2021 年，过去 30 天里步行违规行为的报告率分别为 4.7%、5.0%、5.9%、5.0% 和 4.8%。见图 1–9。

2017—2021 年，过去一年里去过没有安全措施（即没有专门人员管理）的地方游泳的报告率分别为 4.5%、4.2%、4.4%、2.8% 和 2.5%，平均次数分别为 6.16 ± 9.94 次、3.91 ± 5.17 次、3.94 ± 4.50 次、4.20 ± 6.32 次和 4.63 ± 6.76 次。见图 1–10 和图 1–11。

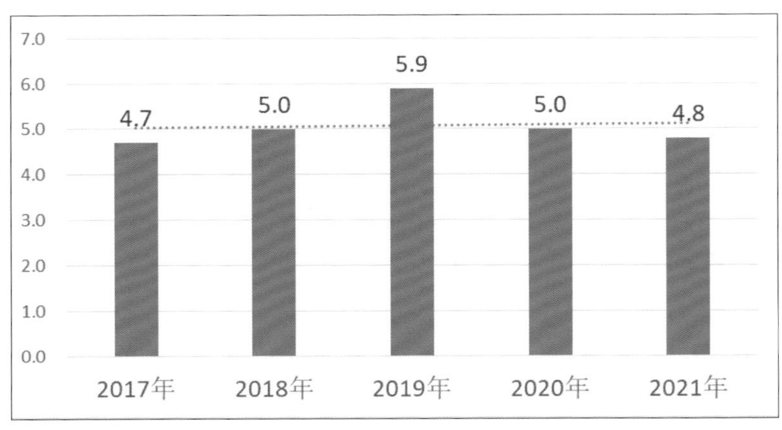

图 1–9　步行违规行为报告率 /%

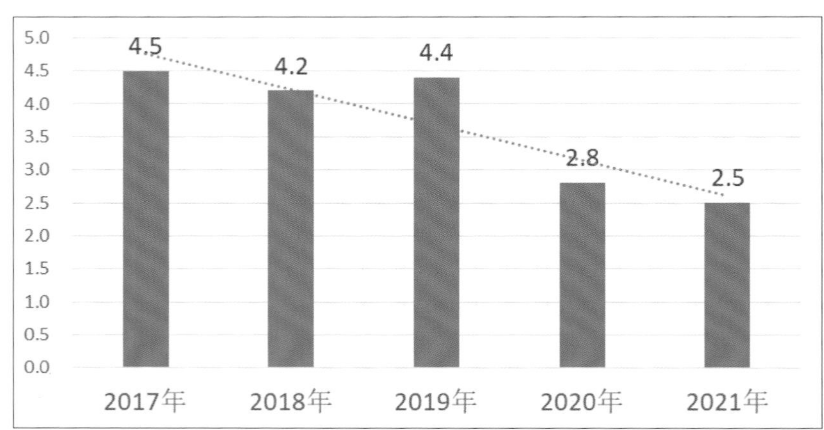

图 1-10　不安全游泳行为报告率 /%

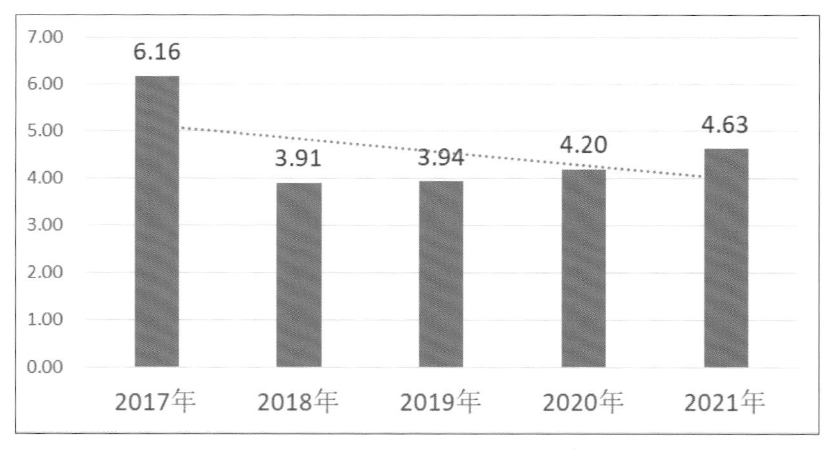

图 1-11　不安全游泳行为平均数 / 次

一、2017 年度意外伤害情况

过去 30 天里经常步行过马路时不走人行横道的特点具体为：

初中 > 大学（χ^2=72.572，p<0.01），男生 > 女生（χ^2=284.73，p<0.01），城郊之间差异无统计学意义，好片区 > 中片区 / 差片区（χ^2=59.572，p<0.001）。见表 1-24。

表 1-24　过去 30 天里步行过马路不走人行横道的情况

类别		调查人数（人）	没有（%）	有时（%）	经常（%）
学段	初中	2854	1927（67.5）	729（25.5）	198（6.9）
	普高	2085	1493（71.6）	532（25.5）	60（2.9）
	职高	713	480（67.3）	198（27.8）	35（4.9）
	大学	704	484（68.8）	212（30.1）	8（1.1）
性别	男生	2829	1825（64.5）	833（29.4）	171（6.0）
	女生	3527	2559（72.6）	838（23.8）	130（3.7）
地区	城区	4203	2999（71.4）	1013（24.1）	191（4.5）
	郊县	2153	1385（64.3）	658（30.6）	110（5.1）
经济片区	好	2117	1484（70.1）	518（24.5）	115（5.4）
	中	2184	1396（63.9）	697（31.9）	91（4.2）
	差	2055	1504（73.2）	456（22.2）	95（4.6）
合计		6356	4384（69.0）	1671（26.3）	301（4.7）

过去一年里去过没有安全措施（即没有专门人员管理）的地方游泳的特点具体为：初中 > 大学，初中 > 普高，职高 > 大学（χ^2=34.719，p<0.01），男生 > 女生（χ^2=172.759，p<0.001），城郊之间差异无统计学意义（χ^2=0.379，p>0.05）。

去过没有安全措施的地方游泳次数的特点具体为：各学段之间差异无统计学意义（F=1.24，p>0.05），男生 > 女生（t=5.12，p<0.001），城区 > 郊县（t=2.45，p<0.05），中片区 > 好片区 / 差片区（F=4.33，p<0.05）。见表 1–25。

表 1–25 过去一年里去过没有安全措施的地方游泳的情况

类别		调查人数（人）	没有（%）	有（%）	调查人数（人）	平均次数（M±SD）
学段	初中	2854	2683（94.0）	171（6.0）	170	6.89±11.89
	普高	2085	2020（96.9）	65（3.1）	65	4.42±5.01
	职高	713	679（95.5）	34（4.8）	34	6.71±7.35
	大学	704	690（98.0）	14（2.0）	14	4.00±3.51
性别	男生	2829	2595（91.7）	234（8.3）	234	6.82±10.76
	女生	3527	3477（98.6）	50（1.4）	48	2.94±1.99
地区	城区	4203	4020（95.6）	183（4.4）	182	7.10±11.14
	郊县	2153	2052（95.3）	101（4.7）	101	4.46±7.04
经济片区	好	2117	2050（96.8）	67（3.2）	67	4.09±4.76
	中	2184	2060（94.3）	124（5.7）	124	8.06±12.72
	差	2055	1962（95.5）	93（4.5）	92	5.11±7.85
合计		6356	6072（95.5）	284（4.5）	283	6.16±9.94

二、2018 年度意外伤害情况

过去 30 天里经常步行过马路时不走人行横道的具体特点为：初中 > 大学，（χ^2=51.426，p<0.001），男生 > 女生（χ^2=39.920，p<0.001），城郊之间差异无统计学意义（χ^2=1.917，p>0.05），好片区 > 中片区 / 差片区（χ^2=214.424，p<0.001）。见表 1–26。

表 1-26　过去 30 天里步行过马路不走人行横道的情况

类别		调查人数（人）	没有（人）	有时（人）	经常（%）
	初中	2891	2070	637	184（6.4）
	普高	2214	1591	531	92（4.2）
	职高	721	461	225	35（4.9）
	大学	721	525	180	16（2.2）
性别	男生	3159	2133	832	194（6.1）
	女生	3388	2514	741	133（3.9）
地区	城区	4355	3100	1049	206（4.7）
	郊县	2192	1547	524	121（5.5）
经济片区	好	2145	1605	406	134（6.2）
	中	2236	1368	773	95（4.2）
	差	2166	1674	394	98（4.5）
合计		6547	4647	1573	327（5.0）

过去一年里去过没有安全措施（即没有专门人员管理）的地方游泳的特点具体为：初中 > 普高 / 职高 > 大学（χ^2=25.231，p<0.001），男生 > 女生（χ^2=112.553，p<0.001），郊县 > 城区（χ^2=6.946，p<0.01），中片区 > 好片区（χ^2=9.385，p<0.01）。

去过没有安全措施的地方游泳次数的特点具体为：不同学段之间差异无统计学意义（F=1.05，p>0.05），城区 > 郊县（t=3.009，p<0.01），不同性别、不同经济片区之间差异无统计学意义（t=0.36，p>0.05；F=1.756，p>0.05）。见表 1-27。

表1-27　过去一年里去过没有安全措施的地方游泳的情况

类别		调查人数（人）	有（%）	调查人数（人）	平均次数（M±SD）
	初中	2891	157（5.4）	157	3.61±4.79
	普高	2214	82（3.7）	82	4.62±5.94
	职高	721	27（3.7）	27	4.15±5.76
	大学	721	11（1.5）	11	2.36±1.03
性别	男生	3159	220（7.0）	220	3.97±5.02
	女生	3388	57（1.7）	57	3.69±5.76
地区	城区	4355	164（3.8）	164	4.59±6.18
	郊县	2192	113（5.2）	113	2.92±2.92
经济片区	好	2145	68（3.2）	68	4.13±6.22
	中	2236	111（5.0）	111	4.45±5.22
	差	2166	98（4.5）	98	3.14±4.18
合计		6547	277（4.2）	277	3.91±5.17

三、2019年度意外伤害情况

过去30天里经常步行过马路时不走人行横道的特点具体为：小学＞初中＞职高＞普高＞大学（χ^2=1027.17，p<0.01），男生＞女生（χ^2=284.73，p<0.01），城郊之间差异无统计学意义。见表1-28。

表1-28　过去30天里步行过马路不走人行横道的情况

类别		调查人数（人）	没有（%）	有时（%）	经常（%）
学段	小学	17824	13261（74.4）	2996（16.8）	1567（8.8）
	初中	17676	12108（68.5）	4427（25.0）	1141（6.5）
	普高	13565	9791（72.2）	3398（25.0）	376（2.8）
	职高	3980	2809（70.6）	995（25.0）	176（4.4）
	大学	3600	2704（75.1）	837（23.3）	59（1.6）

续表 1-28

类别		调查人数（人）	没有（%）	有时（%）	经常（%）
性别	男生	26638	18338（68.8）	6366（23.9）	1934（7.3）
	女生	30007	22335（74.4）	6287（21.0）	1385（4.6）
地区	城区	34456	25095（72.8）	7387（21.4）	1974（5.7）
	郊县	22189	15578（70.2）	5266（23.7）	1345（6.1）
合计		56645	40673（71.8）	12653（22.3）	3319（5.9）

过去一年里去过没有安全措施（即没有专门人员管理）的地方游泳的特点具体为：初中 / 职高 > 小学 > 普高 > 大学（χ^2=170.32，p<0.01），男生 > 女生（χ^2=995.82，p<0.01），郊县 > 城区（χ^2=53.76，p<0.01）。

去过没有安全措施的地方游泳次数的特点具体为：各学段之间无差异（F=1.19，p>0.05），男生 > 女生（t=4.42，p>0.05），城郊之间差异无统计学意义（t=0.83，p>0.05）。见表 1-29。

表 1-29　过去一年里去过没有安全措施的地方游泳的情况

类别		调查人数（人）	没有（%）	有（%）	调查人数（人）	平均次数（M±SD）
学段	小学	17823	17081（95.8）	742（4.2）	684	3.78±4.44
	初中	17669	16665（94.3）	1004（5.7）	944	3.94±4.47
	普高	13565	13103（96.6）	462（3.4）	428	4.32±4.85
	职高	3980	3773（94.8）	207（5.2）	204	3.66±3.76
	大学	3600	3537（98.3）	63（1.8）	61	4.11±5.38
性别	男生	26634	24702（92.7）	1932（7.3）	1806	4.15±4.61
	女生	30003	29457（98.2）	546（1.8）	515	3.23±4.01

续表 1–29

类别		调查人数（人）	没有（%）	有（%）	调查人数（人）	平均次数（M ± SD）
地区	城区	34449	33116（96.1）	1333（3.9）	1281	4.01 ± 4.57
	郊县	22188	21043（94.8）	1145（5.2）	1040	3.86 ± 4.41
合计		56637	54159（95.6）	2478（4.4）	2321	3.94 ± 4.50

四、2020 年度意外伤害情况

过去 30 天里经常步行过马路时不走人行横道的具体特点为：小学 / 初中 > 职高 > 普高 > 大学（χ^2=666.96，p<0.001），男生 > 女生（χ^2=294.01，p<0.001），郊县 > 城区（χ^2=169.46，p<0.001），好片区 / 差片区 > 中片区（χ^2=155.70，p<0.001）。见表 1–30。

表 1–30　过去 30 天里步行过马路不走人行横道的情况

类别		调查人数（人）	没有（人）	有时（人）	经常（%）
学段	小学	17660	14395	2088	1177（6.7）
	初中	17307	13121	3145	1041（6.0）
	普高	13512	11007	2139	366（2.7）
	职高	3888	3148	575	165（4.2）
	大学	3536	3019	458	59（1.7）
性别	男生	26336	20264	4463	1609（6.1）
	女生	29567	24426	3942	1199（4.1）
地区	城区	35379	28856	4814	1709（4.8）
	郊县	20524	15834	3591	1099（5.4）
经济片区	好	3412	2917	296	199（5.8）
	中	17704	14338	2601	765（4.3）
	差	34787	27435	5508	1844（5.3）
合计		55903	44690	8405	2808（5.0）

过去一年里去过没有安全措施（即没有专门人员管理）的地方游泳的特点具体为：初中 / 职高 > 小学 > 普高 / 大学（χ^2=156.31，p<0.001），男生 > 女生（χ^2=475.72，p<0.001），郊县 > 城区（χ^2=14.88，p<0.001），差片区 > 中片区 / 好片区（χ^2=75.60，p<0.001）。

去过没有安全措施的地方游泳次数的特点具体为：大学 > 普高 / 职高 / 初中 / 小学（F=4.43，p<0.01），不同性别、不同地区、不同经济片区之间差异无统计学意义（t=1.41，p>0.05；t=0.13，p>0.05；F=0.72，p>0.05）。见表 1–31。

表 1–31 过去一年里去过没有安全措施的地方游泳的情况

类别		调查人数（人）	有（%）	调查人数（人）	平均次数（M ± SD）
学段	小学	17658	490（2.8）	476	3.92 ± 6.70
	初中	17299	637（3.7）	616	3.93 ± 5.95
	普高	13514	234（1.7）	231	4.93 ± 6.83
	职高	3890	149（3.8）	147	4.12 ± 4.53
	大学	3536	42（1.2）	42	7.64 ± 8.28
性别	男生	26331	1154（4.4）	1124	4.34 ± 6.20
	女生	29566	398（1.3）	388	3.81 ± 6.66
地区	城区	35376	910（2.6）	893	4.22 ± 6.22
	郊县	20521	642（3.1）	619	4.18 ± 6.48
经济片区	好	3412	63（1.8）	63	5.05 ± 12.35
	中	17706	360（2.0）	348	4.32 ± 7.10
	差	34779	1129（3.2）	1101	4.12 ± 5.51
合计		55897	1552（2.8）	1512	4.20 ± 6.32

五、2021 年度意外伤害情况

过去 30 天里经常步行过马路时不走人行横道的特点具体为：小学 / 初中 > 职高 > 普高 / 大学（χ^2=717.304，p<0.001），男生 > 女生（χ^2=252.014，p<0.001），郊县 > 城区（χ^2=40.923，p<0.001），差片区 > 中片区（χ^2=106.220，p<0.001）。见表 1–32。

表 1–32　过去 30 天里步行过马路不走人行横道的情况

类别		调查人数（人）	没有（人）	有时（人）	经常（%）
学段	小学	17960	15009	1653	1298（7.2）
	初中	17478	14217	2394	867（5.0）
	普高	13294	11070	1927	297（2.2）
	职高	3938	3230	568	140（3.6）
	大学	3520	2995	454	71（2.0）
性别	男生	26814	21520	3930	1364（5.1）
	女生	29376	25001	3066	1309（4.5）
地区	城区	34022	28447	4027	1548（4.5）
	郊县	22168	18074	2969	1125（5.1）
经济片区	好	3416	2957	288	171（5.0）
	中	17913	15083	2052	778（4.3）
	差	34861	28481	4656	1724（4.9）
合计		56190	46521	6996	2673（4.8）

过去一年里去过没有安全措施（即没有专门人员管理）的地方游泳的特点具体为：初中 / 职高 > 小学 / 普高 > 大学（χ^2=70.437，p<0.001），男生 > 女生（χ^2=466.083，p<0.001），郊县 > 城区（χ^2=5.092，p<0.05），差片区 > 中片区 / 好片区（χ^2=89.158，p<0.001）。

去过没有安全措施的地方游泳次数的特点具体为：大学 > 普高 / 职高 / 初中 / 小学（F=4.222，p<0.01），城区 > 郊县（t=2.221，p<0.05），不同性别、不同经济片区之间差异无统计学意义（t=−1.321，p>0.05；F=2.667，p>0.05）。见表 1−33。

表 1−33　过去一年里去过没有安全措施的地方游泳的情况

类别		调查人数(人)	有(%)	调查人数(人)	平均次数(M±SD)
学段	小学	17948	438（2.4）	432	4.26±6.08
	初中	17487	519（3.0）	512	4.36±6.84
	普高	13293	280（2.1）	273	5.15±6.95
	职高	3938	145（3.7）	141	4.65±7.13
	大学	3520	42（1.2）	41	8.44±8.77
性别	男生	26802	1081（4.0）	380	4.11±5.00
	女生	29384	343（1.2）	153	4.88±6.55
地区	城区	34015	821（2.4）	280	4.82±6.19
	郊县	22171	603（2.7）	253	3.78±4.55
经济片区	好	3416	63（1.8）	62	2.97±3.23
	中	17911	307（1.7）	298	4.30±6.69
	差	34859	1054（3.0）	1039	4.83±6.92
合计		56186	1424（2.5）	1399	4.63±6.76

第五节　自伤、自杀及不良情绪

自伤、自杀及不良情绪反映过去一年里，大学生自杀相关想法及行为，包括是否有自杀意念（想法），自杀计划，自杀行为，抑郁情况，自我伤害相关行为及不良情绪（选择“经常”表示存在不良情绪）。

2017—2021 年，过去一年里，认真考虑过自杀想法的报告率为 3.7%、3.3%、4.0%、4.5% 和 3.9%。见图 1–12。

2017—2021 年，过去一年里，有自杀计划的报告率为 1.3%、1.4%、1.7%、1.8% 和 1.7%。

2017—2021 年，过去一年里，曾采取措施自杀的报告率为 0.0%、0.3%、0.6%、1.0% 和 0.4%。

2017—2021 年，过去一年里，曾多次采取措施自杀的报告率为 0.0%、0.2%、0.2%、0.5% 和 0.3%。

2017—2021 年，过去一年里，曾有意伤害自己的报告率为 1.7%、1.2%、2.8%、2.6% 和 5.5%。见图 1–13。

2017—2021 年，过去一年里，曾连续 2 周或更长时间因为伤心绝望而对日常活动失去兴趣的报告率为 9.2%、7.8%、11.4%、7.2% 和 7.9%。见图 1–14。

2017—2021 年，过去一年里，经常感到孤独的报告率为 4.7%、6.0%、4.5%、3.2% 和 3.6%。见图 1–15。

2017—2021 年，过去一年里，经常感到心情不愉快的报告率为 6.5%、4.4%、3.9% 和 3.5%。见图 1–16。

2017—2021 年，过去一年里，曾因为担心某事经常失眠的报告率为 4.8%、5.4%、4.1%、4.0% 和 3.8%。见图 1–17。

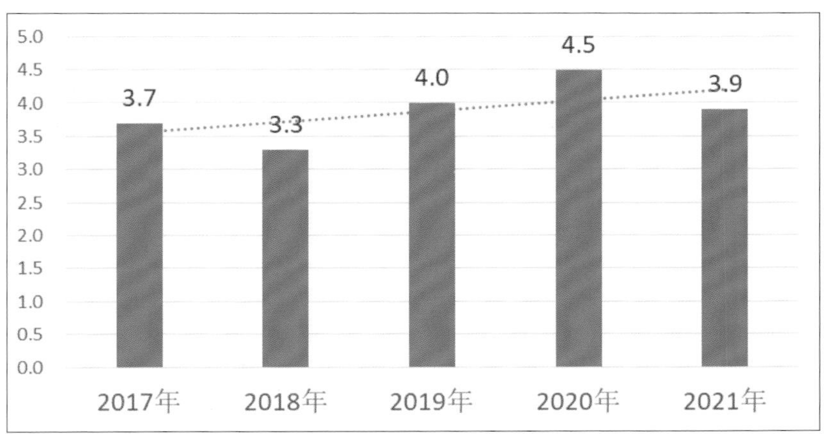

图 1-12　大学生自杀想法报告率 /%

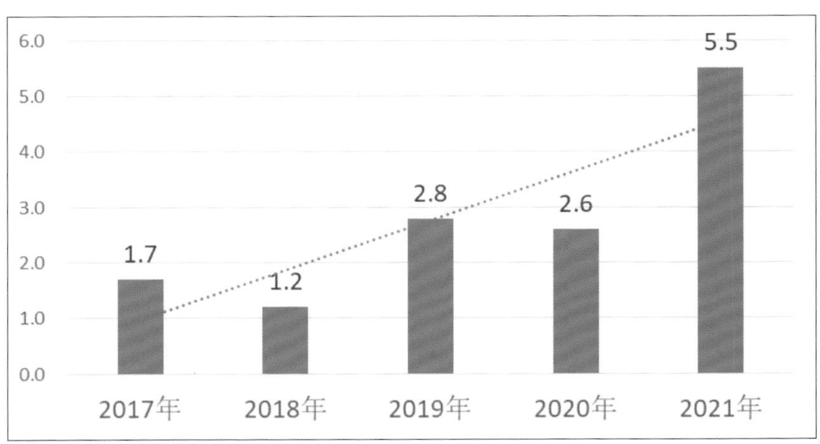

图 1-13　大学生有意伤害自己报告率 /%

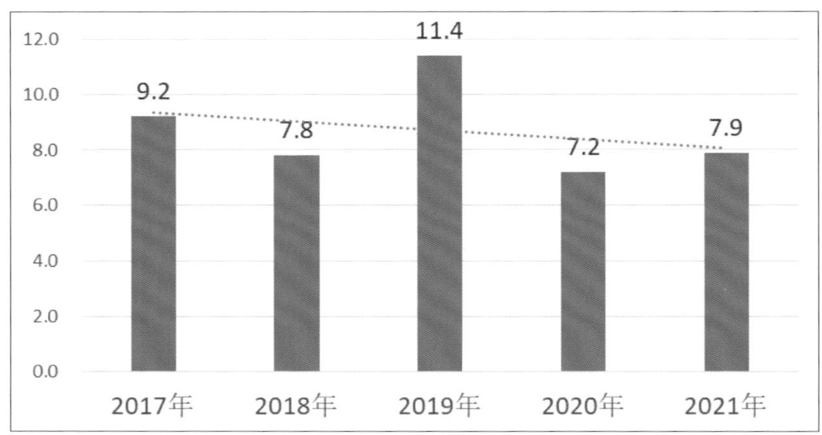

图 1-14　大学生连续 2 周或更长时间对日常活动失去兴趣报告率 /%

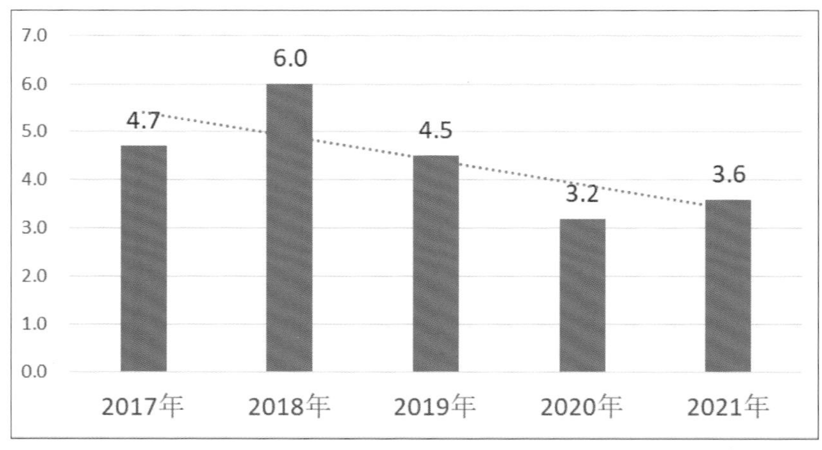

图 1-15　大学生感到孤独报告率 /%

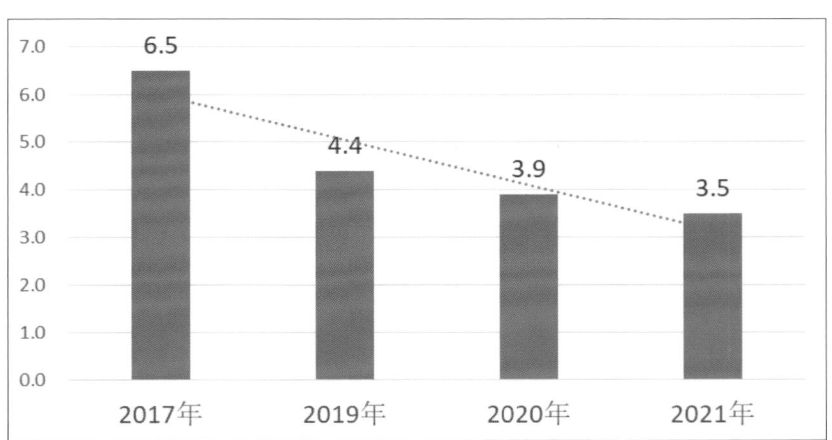

图 1-16 大学生感到心情不愉快报告率 /%

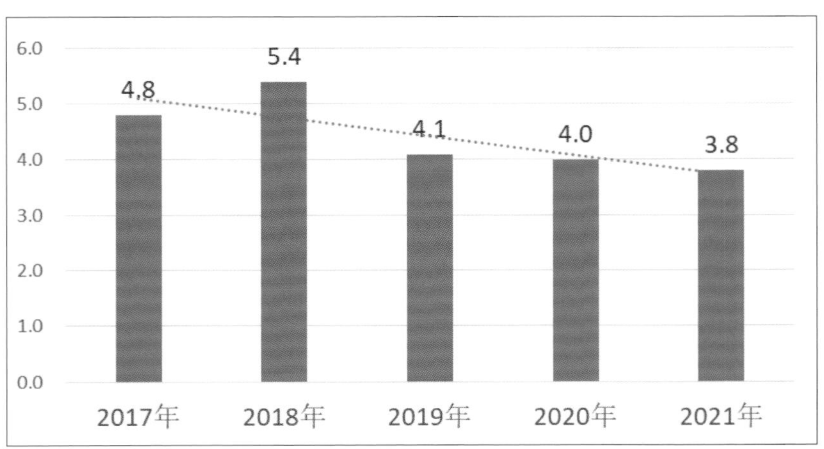

图 1-17 大学生担心某事经常失眠报告率 /%

一、2017 年度自伤、自杀及不良情绪情况

过去一年里，认真考虑过自杀想法的特点具体为：不同性别、不同片区之间无统计差异（χ^2=1.297，p>0.05；χ^2=0.621，p>0.05）。

做过自杀计划的特点具体为：不同性别、不同片区之间差异无统计学意义（Fisher 精确概率 p>0.05）。见表 1–34。

表 1–34　大学生过去一年里自杀相关想法和行为的情况

类别		调查人数（人）	认真考虑过自杀（%）	做过如何自杀的计划（%）
性别	男生	175	4（2.3）	4（2.3）
	女生	529	22（4.2）	5（0.9）
经济片区	好	231	10（4.3）	6（2.6）
	中	237	9（3.8）	1（0.4）
	差	236	7（3.0）	2（0.8）
合计		704	26（3.7）	9（1.3）

过去一年里，曾有意伤害自己（如用烟头烫、用刀片割伤、用头撞墙等）2 次及以上的报告率为 0.9%，特点具体为；不同性别之间差异无统计学意义（χ^2=2.254 p>0.05），好片区 > 中片区（χ^2=11.479，p<0.05）。见表 1–35。

表 1–35　大学生过去一年里自伤相关行为的情况

类别		调查人数（人）	0 次（%）	1 次（%）	2 次及以上（%）
性别	男生	175	171（97.7）	1（0.6）	3（1.7）
	女生	529	521（98.5）	5（0.9）	3（0.6）
经济片区	好	231	222（96.1）	5（2.2）	4（1.7）
	中	237	236（99.6）	1（0.4）	0（0.0）
	差	236	234（99.2）	0（0.0）	2（0.8）
合计		704	692（98.3）	6（0.9）	6（0.9）

过去一年里，曾连续 2 周或更长时间因为伤心绝望而对日常活动失去兴趣（抑郁）的特点具体为：不同性别、不同经济片区之间差异无统计学意义（χ^2=2.414，p>0.05；χ^2=5.480，p>0.05）。

过去一年里，经常感到孤独的特点具体为：不同性别、不同经济片区之间差异无统计学意义。

过去一年里，经常感到心情不愉快的特点具体为：不同性别、不同片区之间差异无统计学意义。

过去一年里，曾因为担心某事经常失眠的特点具体为：不同性别、不同经济片区之间差异无统计学意义。见表 1-36。

表 1-36　大学生过去一年里不良情绪的情况

类别		调查人数（人）	抑郁（%）	经常感到孤独（%）	经常感到不愉快（%）	经常失眠（%）
性别	男生	175	11（6.3）	5（2.9）	9（5.1）	9（5.1）
	女生	529	54（10.2）	28（5.3）	37（7.0）	25（4.7）
经济片区	好	231	19（8.2）	8（3.5）	11（4.8）	9（3.9）
	中	237	17（7.2）	10（4.2）	24（10.1）	13（5.5）
	差	236	29（12.3）	15（6.4）	11（4.7）	12（5.1）
合计		704	65（9.2）	704（4.7）	46（6.5）	34（4.8）

二、2018 年度自伤、自杀及不良情绪情况

过去一年里，认真考虑过自杀想法的特点具体为：不同性别之间差异无统计学意义（χ^2=0.002，p>0.05），好片区 > 中片区 / 差片区（χ^2=18.213，p<0.001）。

做过自杀计划的特点具体为：不同性别、不同经济片区之间差异无统计学意义（p<0.05）。

曾采取措施自杀的特点具体为：不同性别、不同经济片区之间

差异无统计学意义（Fisher 精确概率 $p<0.05$）。

曾多次采取措施自杀的特点具体为：不同性别、不同经济片区之间差异无统计学意义（Fisher 精确概率 $p>0.05$）。见表 1–37。

表 1–37　大学生过去一年里自杀相关想法和行为的情况

类别		调查人数（人）	认真考虑过自杀（%）	做过如何自杀的计划（%）	曾采取措施自杀（%）	曾多次采取措施自杀（%）
性别	男生	297	10（3.4）	2（0.7）	0（0.0）	0（0.0）
	女生	424	14（3.3）	8（1.9）	2（0.5）	0（0.0）
经济片区	好	234	17（7.3）	6（2.6）	1（0.4）	0（0.0）
	中	247	6（2.4）	4（1.6）	1（0.4）	0（0.0）
	差	240	1（0.4）	0（0.0）	0（0.0）	0（0.0）
合计		721	24（3.3）	10（1.4）	2（0.3）	0（0.0）

过去一年里，曾有意伤害自己（如用烟头烫、用刀片割伤、用头撞墙等）2 次及以上的报告率为 0.3%，特点具体为：不同性别、不同经济片区之间差异无统计学意义（$\chi^2=2.873$，$p>0.05$；$\chi^2=6.050$，$p>0.05$）。见表 1–38。

表 1–38　大学生过去一年里自伤相关行为的情况

类别		调查人数（人）	0 次（%）	1 次（%）	2 次及以上（%）
性别	男生	297	292（98.3）	3（1.0）	2（0.7）
	女生	424	420（99.1）	4（0.9）	0（0.0）
经济片区	好	234	230（98.3）	2（0.9）	2（0.9）
	中	247	243（98.4）	4（1.6）	0（0.0）
	差	240	239（99.6）	1（0.4）	0（0.0）
合计		721	712（98.8）	7（1.0）	2（0.3）

过去一年里，曾连续2周或更长时间因为伤心绝望而对日常活动失去兴趣（抑郁）的特点具体为：不同性别之间差异无统计学意义（χ^2=0.069，p>0.05），好片区/中片区>差片区（χ^2=14.559，p<0.01）。

过去一年里，经常感到孤独的特点具体为：不同性别之间差异无统计学意义，中片区>差片区（χ^2=18.085，p<0.01）。

过去一年里，经常感到心情不愉快的首要原因的比例由高到低依次为：学习压力或成绩问题为54.9%，人际关系为13.2%，经济情况为11.5%，感情问题为8.0%，就业压力为7.1%，其他为5.3%。

过去一年里，曾因为担心某事经常失眠的特点具体为：不同性别、不同经济片区之间差异无统计学意义。见表1–39。

表1–39 大学生过去一年里不良情绪的情况

类别		调查人数（人）	抑郁（%）	经常感到孤独（%）	经常失眠（%）
性别	男生	297	24（8.1）	18（6.1）	13（4.4）
	女生	424	32（7.5）	25（5.9）	26（6.1）
经济片区	好	234	22（9.4）	12（5.1）	10（4.3）
	中	247	28（11.3）	24（9.7）	18（7.3）
	差	240	6（2.5）	7（2.9）	11（4.6）
合计		721	56（7.8）	43（6.0）	39（5.4）

三、2019年度自伤、自杀及不良情绪情况

过去一年里，认真考虑过自杀想法的特点具体为：不同性别、不同片区之间差异无统计学意义（χ^2=0.196，p>0.05；χ^2=0.235，p>0.05）。

做过自杀计划的特点具体为：不同性别、不同片区之间差异无统计学意义（χ^2=0.061，p>0.05；χ^2=1.065，p>0.05）。

曾采取措施自杀的特点具体为：不同性别之间差异无统计学意义

（χ^2=1.599，p>0.05），好片区 > 中片区 / 差片区（χ^2=26.021，p<0.001）。

曾多次采取措施自杀的特点具体为：不同性别之间差异无统计学意义（Fisher 精确概率 p>0.05），好片区 > 差片区（Fisher 精确概率 p<0.05）。见表 1-40。

表 1-40　大学生过去一年里自杀相关想法和行为的情况

类别		调查人数（人）	认真考虑过自杀（%）	做过如何自杀的计划（%）	曾采取措施自杀（%）	曾多次采取措施自杀（%）
性别	男生	1126	47（4.2）	20（1.8）	9（0.8）	2（0.2）
	女生	2408	93（3.9）	40（1.7）	11（0.5）	5（0.2）
经济片区	好	237	8（3.4）	6（2.5）	7（3.0）	2（0.8）
	中	1239	50（4.0）	20（1.6）	6（0.5）	3（0.2）
	差	2058	82（4.0）	34（1.7）	7（0.3）	2（0.1）
合计		3534	140（4.0）	60（1.7）	20（0.6）	7（0.2）

过去一年里，曾有意伤害自己（如用烟头烫、用刀片割伤、用头撞墙等）2 次及以上的报告率为 0.6%，特点具体为：男生 > 女生（χ^2=8.706，p<0.05），好片区 > 中片区 / 差片区（χ^2=24.097，p<0.01）。见表 1-41。

表 1-41　大学生过去一年里自伤相关行为的情况

类别		调查人数（人）	0 次（%）	1 次（%）	2 次及以上（%）
性别	男生	1131	1086（96.0）	34（3.0）	11（1.0）
	女生	2417	2362（97.7）	43（1.8）	12（0.5）
经济片区	好	237	220（92.8）	12（5.1）	5（2.3）
	中	1246	1212（97.3）	27（2.2）	7（0.6）
	差	2065	2016（97.6）	38（1.8）	11（0.6）
合计		3548	3448（97.2）	77（2.2）	23（0.6）

过去一年里，曾连续 2 周或更长时间因为伤心绝望而对日常活动失去兴趣（抑郁）的特点具体为：不同性别、不同经济片区之间差异无统计学意义（χ^2=2.439，p>0.05；χ^2=5.480，p>0.05）。

过去一年里，经常感到孤独的特点具体为：不同性别、不同经济片区之间差异无统计学意义。

过去一年里，经常感到心情不愉快的特点具体为：不同性别、不同片区之间差异无统计学意义。首要原因的比例由高到低依次为：学习压力或成绩问题为 58.0%，人际关系为 12.9%，就业压力为 8.6%，感情问题为 8.1%，其他为 6.9%，经济情况为 5.5%。

过去一年里，曾因为担心某事经常失眠的特点具体为：不同性别、不同经济片区之间差异无统计学意义。见表 1–42。

四、2020 年度自伤、自杀及不良情绪情况

过去一年里，认真考虑过自杀想法的特点具体为：男生 > 女生（χ^2=5.85，p<0.05），不同片区之间差异无统计学意义（χ^2=5.73，p>0.05）。

做过自杀计划的特点具体为：不同性别、不同片区之间差异无统计学意义（χ^2=0.04，p>0.05；Fisher 精确概率 p>0.05）。

曾采取措施自杀的特点具体为：不同性别之间无统计差异（χ^2=2.69，p>0.05），好片区 > 差片区（Fisher 精确概率 p<0.05）。

曾多次采取措施自杀的特点具体为：不同性别、不同片区之间差异无统计学意义（χ^2=0.10，p>0.05；Fisher 精确概率 p>0.05）。见表 1–43。

表 1-42　大学生过去一年里不良情绪的情况

类别		调查人数（人）	抑郁（%）	调查人数（人）	经常感到孤独（%）	调查人数（人）	经常感到不愉快（%）	调查人数（人）	经常失眠（%）
性别	男生	1128	115（10.2）	1130	51（4.5）	1129	41（3.6）	1203	43（3.8）
	女生	2411	289（12.0）	2416	108（4.5）	2415	115（4.8）	2306	102（4.2）
经济片区	好	237	16（6.8）	237	6（2.5）	237	7（3.0）	237	4（1.7）
	中	1243	145（11.7）	1245	46（3.7）	1245	52（4.2）	1245	41（3.3）
	差	1816	243（11.8）	2064	107（5.2）	2062	97（4.7）	2061	100（4.9）
合计		3539	404（11.4）	3546	3546（4.5）	159（4.5）	3544（4.4）	156（4.4）	3509（4.1）

表 1-43 大学生过去一年里自杀相关想法和行为的情况

类别		调查人数（人）	认真考虑过自杀（%）	做过如何自杀的计划（%）	曾采取措施自杀（%）	曾多次采取措施自杀（%）
性别	男生	1101	63（5.7）	21（1.9）	15（1.4）	5（0.5）
	女生	2432	95（3.9）	44（1.8）	19（0.8）	13（0.5）
经济片区	好	247	18（7.3）	9（3.6）	6（2.4）	3（1.2）
	中	1287	60（4.7）	19（1.5）	14（1.1）	7（0.5）
	差	1999	80（4.0）	37（1.9）	14（0.7）	8（0.4）
合计		3533	158（4.5）	65（1.8）	34（1.0）	18（0.5）

过去一年里，曾有意伤害自己（如用烟头烫、用刀片割伤、用头撞墙等）2 次及以上的报告率为 0.5%，特点具体为：不同性别之间差异无统计学意义（χ^2=5.19，p>0.05），好片区 > 差片区（Fisher 精确概率 p<0.05）。见表 1-44。

表 1-44 大学生过去一年里自伤相关行为的情况

类别		调查人数（人）	0 次（%）	1 次（%）	2 次及以上（%）
性别	男生	1100	1068（97.1）	22（2.0）	10（0.9）
	女生	2435	2373（97.5）	54（2.2）	8（0.3）
经济片区	好	247	232（93.9）	11（4.5）	4（1.6）
	中	1289	1259（97.7）	22（1.7）	8（0.6）
	差	1999	1950（97.5）	43（2.2）	6（0.3）
合计		3535	3441（97.3）	76（2.1）	18（0.5）

过去一年里，曾连续 2 周或更长时间因为伤心绝望而对日常活动失去兴趣（抑郁）的特点具体为：不同性别、不同片区之间差异

无统计学意义（χ^2=0.44，p>0.05；χ^2=3.53，p>0.05）。

过去一年里，经常感到孤独的特点具体为：不同性别、不同片区之间差异无统计学意义（χ^2=0.01，p>0.05；χ^2=1.69，p>0.05）。

过去一年里，经常感到心情不愉快的特点具体为：不同性别、不同片区之间差异无统计学意义（χ^2=3.03，p>0.05；χ^2=0.77，p>0.05）。首要原因的比例由高到低依次为：学习压力或成绩问题为60.8%，人际关系为11.7%，就业压力为9.4%，感情问题为7.5%，经济情况为6.3%，其他为4.4%。

过去一年里，曾因为担心某事经常失眠的特点具体为：女生>男生（χ^2=7.46，p<0.05），不同经济片区之间差异无统计学意义（χ^2=4.14，p>0.05）。见表1-45。

表1-45　大学生过去一年里不良情绪的情况

类别		调查人数（人）	抑郁（%）	调查人数（人）	经常感到孤独（%）	经常感到不愉快（%）	经常失眠（%）
性别	男生	1101	75（6.8）	1101	36（3.3）	33（3.0）	24（2.2）
	女生	2433	181（7.4）	2435	78（3.2）	104（4.3）	97（4.0）
经济片区	好	247	13（5.3）	247	8（3.2）	7（2.8）	8（3.2）
	中	1288	85（6.6）	1290	48（3.7）	51（4.0）	34（2.6）
	差	1999	158（7.9）	1999	58（2.9）	79（4.0）	79（4.0）
合计		3534	256（7.2）	3536	114（3.2）	137（3.9）	121(3.4）

五、2021年度自伤、自杀及不良情绪情况

过去一年里，认真考虑过自杀想法的特点具体为：不同性别间、不同片区之间差异无统计学意义（χ^2=2.933，p>0.05；χ^2=0.854，

$p>0.05$）。

做过自杀计划的特点具体为：不同性别、不同片区之间差异无统计学意义（$\chi^2=0.432$，$p>0.05$；Fisher 精确概率 $p>0.05$）。

曾采取措施自杀的特点具体为：不同性别、不同片区之间差异无统计学意义（$\chi^2=1.015$，$p>0.05$；Fisher 精确概率 $p>0.05$）。

曾多次采取措施自杀的特点具体为：不同性别、不同片区之间差异无统计学意义（Fisher 精确概率 $p>0.05$；Fisher 精确概率 $p>0.05$）。见表 1-46。

表 1-46　大学生过去一年里自杀相关想法和行为的情况

类别		调查人数（人）	认真考虑过自杀（%）	做过如何自杀的计划（%）	曾采取措施自杀（%）	曾多次采取措施自杀（%）
性别	男生	1206	56（4.6）	23（1.9）	7（0.6）	7（0.6）
	女生	2306	80（3.5）	37（1.6）	8（0.3）	4（0.2）
经济片区	好	240	11（4.6）	2（0.8）	1（0.4）	0（0.0）
	中	1331	47（3.5）	21（1.6）	5（0.4）	5（0.4）
	差	1941	78（4.0）	37（1.9）	9（0.5）	6（0.3）
合计		3512	136（3.9）	60（1.7）	15（0.4）	11（0.3）

过去一年里，曾有意伤害自己（如用烟头烫、用刀片割伤、用头撞墙等）2 次及以上的报告率为 0.7%，特点具体为：不同性别之间差异无统计学意义（$\chi^2=0.509$，$p>0.05$），好片区 > 中片区（Fisher 精确概率 $p<0.001$）。见表 1-47。

表 1-47　大学生过去一年里自伤相关行为的情况

类别		调查人数（人）	0 次（%）	1 次（%）	2 次及以上（%）
性别	男生	1209	1145（94.7）	57（4.7）	7（0.6）
	女生	2311	2180（94.3）	113（4.9）	18（0.8）
经济片区	好	240	227（94.6）	9（3.8）	4（1.7）
	中	1339	1317（98.4）	17（1.3）	5（0.4）
	差	1941	1781（91.8）	144（7.4）	16（0.8）
合计		3520	3325（94.5）	170（4.8）	25（0.7）

过去一年里，曾连续 2 周或更长时间因为伤心绝望而对日常活动失去兴趣（抑郁）的特点具体为：不同性别之间差异无统计学意义（χ^2=2.771，p>0.05），差片区 > 中片区（χ^2=12.013，p<0.01）。

过去一年里，经常感到孤独的特点具体为：不同性别之间差异无统计学意义（χ^2=1.196，p>0.05），好片区 > 中片区 / 差片区（χ^2=9.903，p<0.01）。

过去一年里，经常感到心情不愉快的特点具体为：不同性别、不同片区之间差异无统计学意义（χ^2=2.970，p>0.05；χ^2=1.558，p>0.05）。首要原因的比例由高到低依次为：学习压力或成绩问题为 59.1%，人际关系为 12.9%，就业压力为 10.4%，感情问题为 9.0%，经济情况为 4.9%，其他为 3.7%。

过去一年里，曾因为担心某事经常失眠的特点具体为：不同性别之间差异无统计学意义（χ^2=0.002，p>0.05），好片区 > 中片区（χ^2=11.875，p<0.01）。见表 1-48。

表 1-48 大学生过去一年里不良情绪的情况（%）

类别		调查人数（人）	抑郁（%）	调查人数（人）	经常感到孤独（%）	调查人数（人）	经常感到不愉快（%）	调查人数（人）	经常失眠（%）
性别	男生	1206	108（9.0）	1209	49（4.1）	1208	33（2.7）	1203	45（3.7）
	女生	2310	170（7.4）	2311	77（3.3）	2311	89（3.9）	2306	87（3.8）
经济片区	好	240	14（5.8）	240	17（7.1）	240	7（2.9）	240	17（7.1）
	中	1335	83（6.2）	1339	49（3.7）	1338	41（3.1）	1328	36（2.7）
	差	1941	181（9.3）	1941	60（3.1）	1941	74（3.8）	1941	79（4.1）
合计		3516	278（7.9）	3520	126（3.6）	3519	122（3.5）	3509	132（3.8）

第二章 物质滥用使用行为

物质滥用（substance abuse）导致的伤害不是即刻的，而是一个长期的、慢性的过程。这类行为一般包括：吸烟、饮酒、其他成瘾性物质的使用。物质滥用一旦形成习惯，可导致生理性和心理性成瘾，产生戒断反应等临床症状，这些行为大多从青少年时期开始，影响延续至成年期，给儿童青少年和社会带来巨大危害。

第一节 烟草使用行为

烟草使用行为反映学生自主吸烟情况。包括①尝试吸烟率：迄今为止是否曾尝试吸烟，即使只吸一两口，按回答“是”者计算其报告率。②现在吸烟率：最近 30 天内，曾吸过烟者（不包括那些 30 天前曾尝试吸烟或曾吸完一整支烟，但最近不吸烟者）占总调查人数的比值。③被动吸烟：过去 7 天里，有人与被调查者在同一房间或乘坐同一交通工具时，当着被调查者的面吸烟。

2017—2021 年，尝试吸烟的报告率分别为 18.4%、18.3%、17.4%、14.3% 和 15.0%。见图 2-1。

2019—2021 年，第一次尝试吸烟的平均年龄分别为 12.44 ± 3.08 岁、12.17 ± 3.27 岁和 12.25 ± 3.05 岁。见图 2-2。

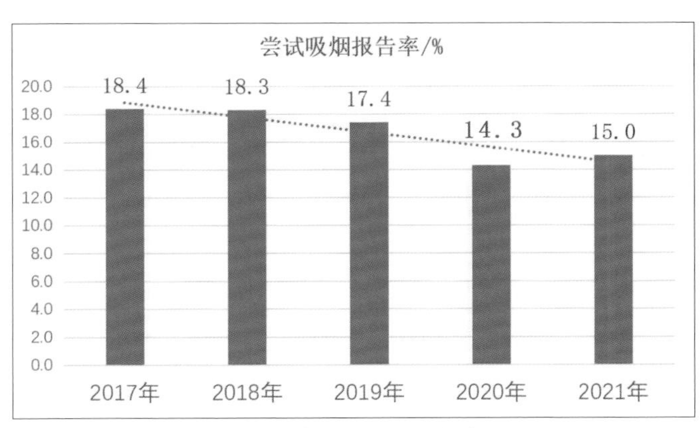

图 2-1 尝试吸烟报告率 /%

2017—2021 年，现在吸烟的报告率分别为 7.7%、8.5%、7.9%、6.5% 和 6.5%。见图 2-3。

2017—2021 年，被动吸烟的报告率分别为 47.0%、89.5%、69.5%、65.7% 和 40.2%。见图 2-4。

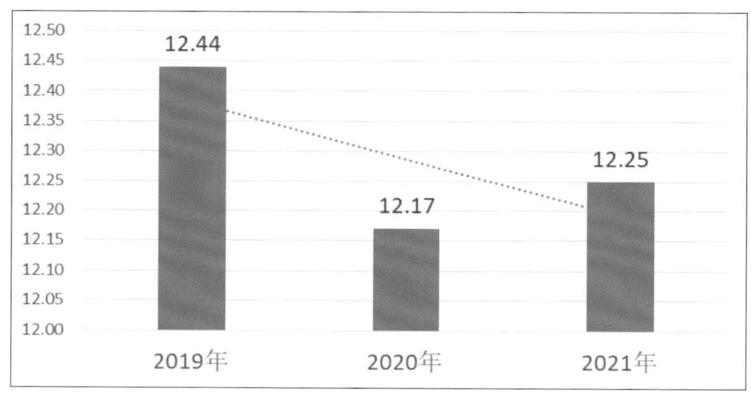

图 2-2　第一次尝试吸烟平均年龄 / 岁

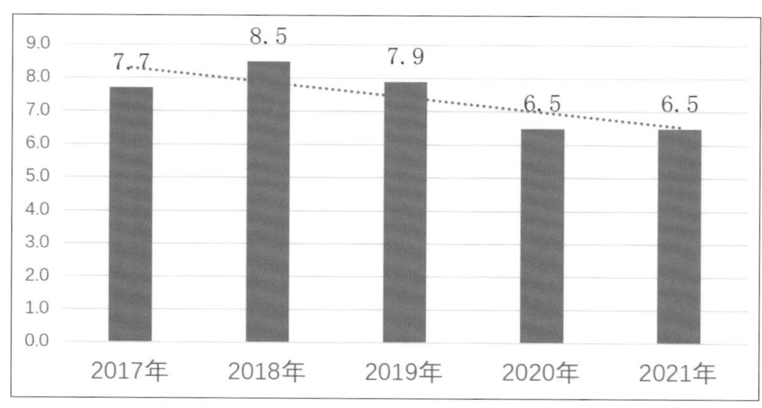

图 2-3　现在吸烟报告率

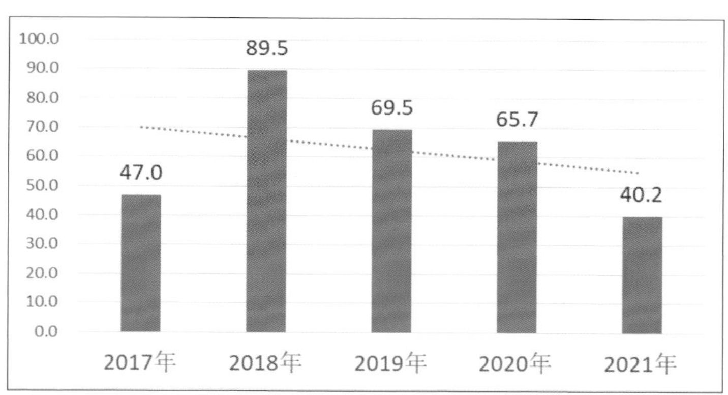

图 2-4 被动吸烟报告率 /%

一、2017 年度吸烟使用行为情况

尝试吸烟率的特点具体为：职高 > 普高 > 初中 > 小学，职高 > 大学 > 小学（χ^2 =726.465，p<0.001），男生 > 女生（χ^2=764.300，p<0.001），城郊之间差异无统计学意义（χ^2=0.022，p>0.05）。

现在吸烟率的特点具体为：职高 > 大学 / 初中 / 普高 > 小学（χ^2=213.048，p<0.001），男生 > 女生（χ^2 =82.224，p<0.001），郊县 > 城区（χ^2=7.451，p<0.01）。见表 2-1。

表 2-1 吸烟情况

类别		调查人数（人）	尝试吸烟率（%）	现在吸烟率（%）
学段	小学	2693	159（5.9）	31（1.2）
	初中	2854	504（17.7）	203（7.1）
	普高	2085	509（24.4）	153（7.3）
	职高	713	335（47.0）	243（34.1）
	大学	704	155（22.0）	65（9.2）
性别	男生	4090	1258（30.8）	599（14.6）
	女生	4959	404（8.1）	96（1.9）

续表 2-1

类别		调查人数（人）	尝试吸烟率（%）	现在吸烟率（%）
地区	城区	5606	1027（18.3）	258（8.2）
	郊县	3443	635（18.4）	237（6.9）
合计		9049	1662（18.4）	695（7.7）

过去7天里，有人当着你的面吸烟（被动吸烟），其中在家里的报告率为39.7%（3589/9039），在学校的报告率为26.0%（2353/9044）。

二、2018年度吸烟使用行为情况

尝试吸烟率的特点具体为：职高＞普高/大学＞初中＞小学（χ^2=817.922，p<0.001），男生＞女生（χ^2=663.518，p<0.001），城区＞郊县（χ^2=15.935，p<0.001）。

现在吸烟率的特点具体为：职高＞大学＞普高/初中＞小学（χ^2=163.336，p<0.001），男生＞女生（χ^2 =48.056，p<0.001），城郊之间差异无统计学意义（χ^2 =2.021，p>0.05）。见表2-2。

表 2-2　吸烟情况

类别		调查人数(人)	尝试吸烟率(%)	调查人数(人)	现在吸烟率(%)
学段	小学	2858	155（5.4）	2858	33（1.2）
	初中	2891	478（16.5）	2891	195（6.7）
	普高	2214	553（25.0）	2214	214（9.7）
	职高	721	336（46.6）	721	245（34.0）
	大学	721	200（27.7）	721	111（15.4）
性别	男生	4556	1317（28.9）	4556	670（14.7）
	女生	4849	405（8.4）	4849	128（2.6）
地区	城区	5768	1129（19.6）	5768	538（9.3）
	郊县	3637	593（16.3）	3637	260（7.1）
合计		9405	1722（18.3）	9405	798（8.5）

过去7天里，有人当着你的面吸烟（被动吸烟），其中在家里的报告率为47.0%（4402/9357），在学校的报告率为35.4%（3311/9340），在其他公共场合的报告率为69.1%（6480/9371）。

三、2019年度吸烟使用行为情况

尝试吸烟率的特点具体为：职高 > 普高 / 大学 > 初中 > 小学（χ^2=5098.95，p<0.01），男生 > 女生（χ^2=3539.99，p<0.01），城区 > 郊县（χ^2=33.45，p<0.01）。

现在吸烟率的特点具体为：职高 > 大学 > 普高 / 初中 > 小学（χ^2=802.71，p<0.01），男生 > 女生（χ^2=438.31，p<0.01），城区 > 郊县（χ^2=37.53，p<0.01）。见表2-3。

表2-3 吸烟情况

类别		调查人数（人）	尝试吸烟率（%）	现在吸烟率（%）
学段	小学	17674	675（3.8）	122（0.7）
	初中	17334	3303（19.1）	1329（7.7）
	普高	13388	3097（23.1）	1227（9.2）
	职高	3950	1862（47.1）	1292（32.7）
	大学	3594	812（22.6）	463（12.9）
性别	男生	26301	7248（27.6）	3714（14.1）
	女生	29639	2501（8.4）	719（2.4）
地区	城区	34106	6197（18.2）	2956（8.7）
	郊县	21834	3552（16.3）	1477（6.8）
合计		55940	9749（17.4）	4433（7.9）

过去 7 天里，有人当着你的面吸烟（被动吸烟），其中在家里的报告率为 52.4%（19850/37916），在学校的报告率为 28.7%（10871/37883），在其他公共场合的报告率为 60.8%（23028/37897）。

四、2020 年度吸烟使用行为情况

尝试吸烟的特点具体为：职高 > 普高 > 初中 > 小学，职高 > 大学 > 小学（χ^2=4602.41，$p<0.001$），男生 > 女生（χ^2=3276.62，$p<0.001$），城区 > 郊县（χ^2=59.53，$p<0.001$），差片区 > 中片区 > 好片区（χ^2=361.74，$p<0.001$）。

现在吸烟率的特点具体为：职高 > 大学 > 普高 / 初中 > 小学（χ^2=4206.07，$p<0.001$），男生 > 女生（χ^2=2294.33，$p<0.001$），城区 > 郊县（χ^2=92.66，$p<0.001$），差片区 > 中片区 > 好片区（χ^2=181.94，$p<0.001$）。学生报告过去 30 天平均吸烟天数为 13.68 ± 11.59 天。另外，现在吸烟的学生，过去 30 天吸烟 <1 支的比例为 44.9%（1507/3359），1~10 支比例为 51.6%（1734/3359），11~20 支比例为 2.5%（84/3359），>20 支比例为 1.0%（34/3359）。见表 2–4。

表 2–4　吸烟情况

类别		调查人数（人）	尝试吸烟率（%）	调查人数（人）	现在吸烟率（%）
学段	小学	17655	536（3.0）	17657	123（0.7）
	初中	17298	2694（15.6）	17281	1156（6.7）
	普高	13507	2500（18.5）	13502	913（6.8）
	职高	3883	1653（42.6）	3872	111（28.9）
	大学	3536	602（17.0）	3534	332（9.4）
性别	男生	26321	6125（23.3）	26297	3103（11.8）
	女生	29558	1860（6.3）	29549	532（1.8）

续表 2-4

类别		调查人数(人)	尝试吸烟率(%)	调查人数(人)	现在吸烟率(%)
地区	城区	35356	5360(15.2)	35333	2575(7.3)
	郊县	20523	2625(12.8)	20513	1067(5.2)
经济片区	好	3412	181(5.3)	3412	78(23)
	中	17688	2212(12.5)	17676	970(5.5)
	差	34779	5592(16.1)	34758	2594(7.5)
合计		55879	7985(14.3)	55846	3642(6.5)

过去 7 天里，有人当着你的面吸烟（被动吸烟），其中在家里的报告率为 50.4%，在学校的报告率为 28.2%，在其他公共场合的报告率为 61.6%。

在家里被动吸烟的特点具体为：小学 > 初中 > 普高 / 职高 > 大学（χ^2=3316.44，p<0.001），性别之间差异无统计学意义（χ^2=3.75，p>0.05），郊县 > 城区（χ^2=458.17，p<0.001），中片区 > 好片区 > 差片区（χ^2=181.94，p<0.001）。

在学校被动吸烟的特点具体为：大学 > 职高 > 普高 / 初中 > 小学（χ^2=4592.47，p<0.001），男生 > 女生（χ^2=831.94，p<0.001），城区 > 郊县（χ^2=5.12，p<0.05），差片区 > 中片区 / 好片区（χ^2=247.45，p<0.001）。

在其他公共场合被动吸烟的特点具体为：普高 > 初中 / 职高 > 小学 > 大学（χ^2=942.02，p<0.001），女生 > 男生（χ^2=187.60，p<0.001），城区 > 郊县（χ^2=10.25，p<0.01），好片区 > 中片区 > 差片区（χ^2=88.45，p<0.001）。见表 2-5。

表 2-5　被动吸烟情况

类别		调查人数（人）	在家（%）	在学校（%）	其他公共场合（%）
学段	小学	10727	7378（68.8）	984（9.2）	5866（54.7）
	初中	12045	6315（52.4）	3693（30.7）	7578（62.9）
	普高	8965	3488（38.9）	2791（31.1）	6459（72.0）
	职高	2665	962（36.1）	1202（45.1）	1688（63.3）
	大学	2330	354（15.2）	1681（72.1）	1029（44.2）
性别	男生	17723	8832（49.8）	6237（35.2）	10276（58.0）
	女生	19009	9665（50.8）	4114（21.6）	12344（64.9）
地区	城区	22591	10378（45.9）	6461（28.6）	14057（62.2）
	郊县	14141	8119（57.4）	3890（27.5）	8563（60.6）
经济片区	好	1883	962（51.1）	437（23.2）	1280（68.0）
	中	11994	6345（52.9）	2816（23.5）	7662（63.9）
	差	22855	11190（49.0）	7098（31.1）	13678（59.8）
合计		36732	18497（50.4）	10351（28.2）	22620（61.6）

五、2021 年度吸烟使用行为

尝试吸烟率的特点具体为：职高 > 普高 / 大学 > 初中 > 小学（χ^2=5196.605，p<0.001），男生 > 女生（χ^2=3199.076，p<0.001），城区 > 郊县（χ^2=158.878，p<0.001），差片区 > 中片区 > 好片区（χ^2=443.282，p<0.001）。

现在吸烟率的特点具体为：职高 > 大学 > 普高 > 初中 > 小学（χ^2=4391.074，p<0.001），男生 > 女生（χ^2=2403.637，p<0.001），城区 > 郊县（χ^2=158.760，p<0.001），差片区 > 中片区 > 好片区（χ^2=212.561，p<0.001）。学生报告过去 30 天平均吸烟天数为 13.06 ± 11.70 天。另外，现在吸烟的学生，过去 30 天吸烟 <1 支的

比例为 40.4%，1~10 支比例为 51.6%（1734/3359），11~20 支比例为 2.5%（84/3359），>20 支比例为 1.0%（34/3359）。见表 2–6。

表 2–6 吸烟情况

类别		调查人数（人）	尝试吸烟率（%）	调查人数（人）	现在吸烟率（%）
学段	小学	17953	410（2.3）	17956	87（0.5）
	初中	17480	2722（15.6）	17480	1035（5.9）
	普高	13280	2834（21.3）	13279	1028（7.7）
	职高	3938	1677（42.6）	3938	1128（28.6）
	大学	3518	785（22.3）	3518	386（11.0）
性别	男生	26811	6414（23.9）	26811	3182（11.9）
	女生	29358	2014（6.9）	29360	482（1.6）
地区	城区	34001	5623（16.5）	34007	2644（7.8）
	郊县	22168	2805（12.7）	22164	1020（4.6）
经济片区	好	3415	236（6.9）	3415	94（2.8）
	中	17916	2160（12.1）	17920	909（5.1）
	差	34838	6032（17.3）	34836	2661（7.6）
合计		56169	8428（15.0）	56171	3664（6.5）

过去 7 天里，有人当着你的面吸烟（被动吸烟）的特点具体为：小学 > 初中 / 普高 > 大学（χ^2=89.537，p<0.001），女生 > 男生（χ^2=54.664，p<0.001），城区 > 郊县（χ^2=24.370，p<0.001），好片区 / 差片区 > 中片区（χ^2=26.133，p<0.001）。

在家里被动吸烟的报告率为 32.4%，特点具体为：小学 > 初中 > 普高 / 职高 > 大学（χ^2=1727.346，p<0.001），性别之间差异无统计学意义（χ^2=0.871，p>0.05），郊县 > 城区（χ^2=525.886，

$p<0.001$），中片区＞差片区（$\chi^2=54.451$，$p<0.001$）。

在学校被动吸烟的报告率为14.9%，特点具体为：大学＞职高＞普高＞初中＞小学（$\chi^2=4615.361$，$p<0.001$），男生＞女生（$\chi^2=918.105$，$p<0.001$），城区＞郊县（$\chi^2=30.168$，$p<0.001$），差片区＞中片区/好片区（$\chi^2=118.777$，$p<0.001$）。

在其他公共场合被动吸烟的报告率为36.9%，特点具体为：普高＞初中/职高＞小学＞大学（$\chi^2=619.992$，$p<0.001$），女生＞男生（$\chi^2=15.119$，$p<0.001$），城郊之间差异无统计学意义（$\chi^2=0.002$，$p>0.05$），好片区/中片区＞差片区（$\chi^2=73.265$，$p<0.001$）。见表2-7。

表2-7　被动吸烟情况

类别		调查人数（人）	被动吸烟（%）	在家（%）	在学校（%）	其他公共场合（%）
学段	小学	17904	7618（42.5）	7256（40.5）	586（3.3）	5638（31.5）
	初中	17397	6799（39.1）	6039（34.7）	2830（16.3）	6786（39.0）
	普高	13272	5303（40.0）	3490（26.3）	2333（17.6）	5691（42.9）
	职高	3935	1390（35.3）	1031（26.2）	1150（29.2）	1587（40.3）
	大学	3515	1425（40.5）	330（9.4）	1462（41.6）	961（27.3）
性别	男生	26719	10319（38.6）	8706（32.6）	5264（19.7）	9633（36.1）
	女生	29304	12216（41.7）	9440（32.2）	3097（10.6）	11030（37.6）
地区	城区	33922	13925（41.1）	9746（28.7）	5289（15.6）	12514（36.9）
	郊县	22101	8610（39.0）	8400（38.0）	3072（13.9）	8149（36.9）
经济片区	好	3379	1393（41.2）	1098（32.5）	434（12.8）	1325（39.2）
	中	17882	6917（38.7）	6166（34.5）	2293（12.8）	6991（39.1）
	差	34762	14225（40.9）	10882（31.3）	5634（16.2）	12347（35.5）
合计		56023	22535（40.2）	18146（32.4）	8361（14.9）	20663（36.9）

第二节　酒精使用行为

酒精使用行为反映学生饮酒情况。包括①曾饮过酒：迄今为止曾饮过酒者（明确定量为“一杯酒”，相当于一听啤酒、一小盅白酒、一杯葡萄酒或黄酒），按回答“是”计算曾饮酒报告率。②第一次饮酒年龄：定量为“一杯酒”，不包括偶尔尝一口，但包括曾经饮过酒者。根据填写的年龄可以计算第一次饮酒平均年龄。

2017—2021 年，曾饮酒的报告率分别为 40.6%、40.0%、36.1%、28.2% 和 27.0%。见图 2–5。

2017—2021 年，第一次曾饮酒的平均年龄分别为 12.12 ± 3.52 岁、11.96 ± 3.65 岁、12.07 ± 3.52 岁、12.34 ± 3.90 岁和 12.24 ± 3.40 岁。见图 2–6。

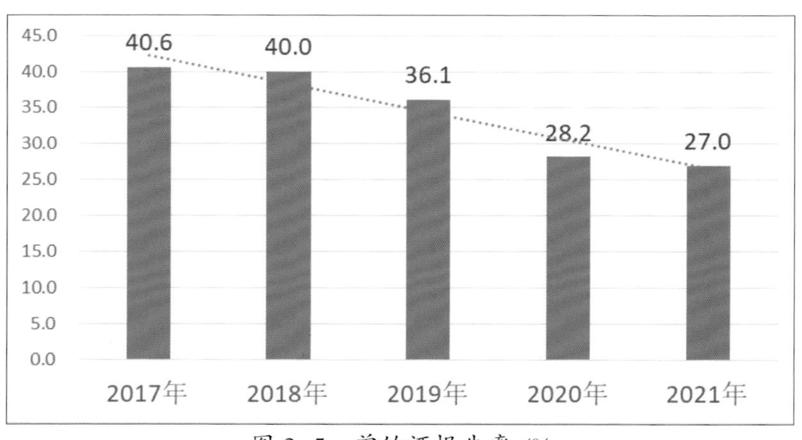

图 2–5　曾饮酒报告率 /%

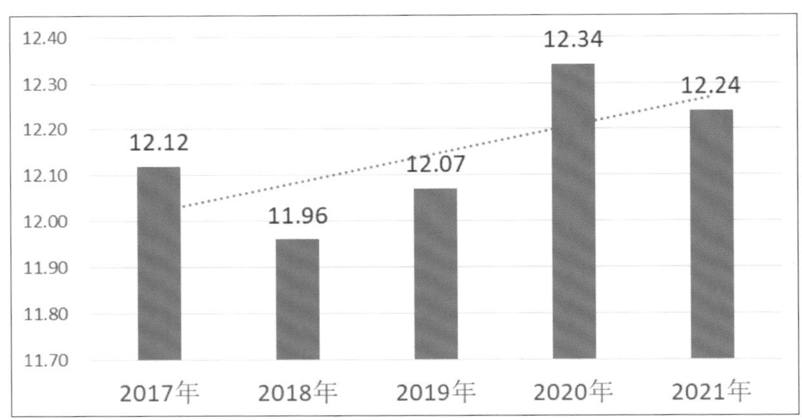

图 2-6　第一次曾饮酒的平均年龄 / 岁

一、2017 年度酒精使用行为情况

曾饮酒率的特点具体为：职高 > 大学 / 普高 > 初中 > 小学（χ^2=979.430，p<0.001），男生 > 女生（χ^2=238.430，p<0.001），城区 > 郊县（χ^2=23.021，p<0.001）。见表 2-8。

表 2-8　学生饮酒情况

类别		调查人数（人）	曾饮酒（%）
学段	小学	2690	573（21.3）
	初中	2853	1028（36.0）
	普高	2085	1170（56.1）
	职高	713	498（69.8）
	大学	704	401（57.0）
性别	男生	4089	2018（49.4）
	女生	4956	1652（33.3）

续表 2-8

类别		调查人数（人）	曾饮酒（%）
地区	城区	5605	2383（42.5）
	郊县	3440	1287（37.4）
合计		9045	3670（40.6）

二、2018 年度酒精使用行为情况

曾饮酒率的特点具体为：职高 > 大学 / 普高 > 初中 > 小学（χ^2=1034.834，p<0.001），男生 > 女生（χ^2 =299.1，p<0.001），城区 > 郊县（χ^2 =40.81，p<0.001）。见表 2–9。

表 2–9 学生饮酒情况

类别		调查人数（人）	曾饮酒（%）
学段	小学	2858	575（20.1）
	初中	2891	1053（36.4）
	普高	2214	1222（55.2）
	职高	234	487（67.5）
	大学	721	425（58.9）
性别	男生	4556	2233（49.0）
	女生	4849	1529（31.5）
地区	城区	5768	2455（42.6）
	郊县	3637	1307（35.9）
合计		9405	3762（40.0）

三、2019 年度酒精使用行为情况

曾饮酒率的特点具体为：职高 > 大学 / 普高 > 初中 > 小学（χ^2

=6356.90，p<0.01），男生>女生（χ^2=1161.26，p<0.01），城区>郊县（χ^2=155.46，p<0.01）。见表2-10。

表2-10　学生饮酒情况

类别		调查人数（人）	曾饮酒（%）
学段	小学	17808	2673（15.0）
	初中	17661	6535（37.0）
	普高	13511	6785（50.2）
	职高	3981	2558（64.3）
	大学	3598	1861（51.7）
性别	男生	26615	11548（43.4）
	女生	29944	8864（29.6）
地区	城区	34383	13104（38.1）
	郊县	22176	7308（33.0）
合计		56559	20412（36.1）

四、2020年度酒精使用行为情况

曾饮酒率的特点具体为：职高>普高>大学>初中>小学（χ^2=6282.14，p<0.001），男生>女生（χ^2=1193.31，p<0.001），城区>郊县（χ^2=117.26，p<0.001），中片区/差片区>好片区（χ^2=373.21，p<0.001）。见表2-11。

表 2-11 学生饮酒情况

类别		调查人数（人）	曾饮酒（%）
学段	小学	17658	1668（9.4）
	初中	17305	4798（27.7）
	普高	13505	5644（41.8）
	职高	3884	2278（58.7）
	大学	3536	1379（39.0）
性别	男生	26333	9262（35.2）
	女生	29555	6505（22.0）
地区	城区	35367	10533（29.8）
	郊县	20521	5234（25.5）
经济片区	好	3412	473（13.9）
	中	17695	5252（29.7）
	差	34781	10042（28.9）
合计		55888	15767（28.2）

在大学生中调查发现，现在饮酒率（过去30天至少喝过一杯酒）为13.2%，具体为：男生＞女生（χ^2=197.94，p<0.001），中片区＞差片区/好片区（χ^2=20.12，p<0.001）。现在饮酒的大学生里，不同频次的比例分别为1~9天62.2%，10~19天9.2%，20~29天6.4%，30天22.2%。

重度饮酒率（过去30天在一两个小时内喝下五杯酒）为6.2%，具体为：男生＞女生（χ^2=120.35，p<0.001），中片区＞差片区（χ^2=12.42，p<0.01）。现在重度饮酒的大学生里，不同频次的比例分别为1~9天79.5%，10~19天6.4%，20~29天5.9%，30天8.2%。

醉酒率（过去30天因喝酒太多出现醉酒症状）为9.6%，具体为：

男生＞女生（χ^2=99.90，p<0.001），中片区＞差片区/好片区（χ^2=20.12，p<0.001）。过去 30 天有醉酒的大学生里，不同频次的比例分别为 1~2 次 84.1%，3~9 次 11.8%，10 次以上 4.1%。见表 2–12。

表 2–12　大学生现在饮酒情况

类别		调查人数（人）	现在饮酒率（%）	重度饮酒率（%）	醉酒率（%）
性别	男生	1101	277（25.2）	141（12.8）	187（17.0）
	女生	2435	191（7.8）	78（3.2）	153（6.3）
经济片区	好	247	21（8.5）	11（4.5）	16（6.5）
	中	1290	212（16.4）	104（8.1）	132（10.2）
	差	1999	235（11.8）	104（5.2）	192（9.6）
合计		3536	468（13.2）	219（6.2）	340（9.6）

五、2021 年度酒精使用行为情况

曾饮酒率的特点具体为：职高＞大学＞普高＞初中＞小学（χ^2=6702.982，p<0.001），男生＞女生（χ^2=1190.610，p<0.001），城区＞郊县（χ^2=225.913，p<0.001），差片区＞中片区＞好片区（χ^2=174.932，p<0.001）。见表 2–13。

表 2–13　学生饮酒情况

类别		调查人数（人）	曾饮酒（%）
学段	小学	17952	1459（8.1）
	初中	17482	4504（25.8）
	普高	13301	5493（41.3）
	职高	3938	2156（54.7）
	大学	3519	1554（44.2）

续表 2–13

类别		调查人数（人）	曾饮酒（%）
性别	男生	26812	9050（33.8）
	女生	29380	6116（20.8）
地区	城区	34028	9957（29.3）
	郊县	22164	5209（23.5）
经济片区	好	3416	595（17.4）
	中	17913	4829（27.0）
	差	34863	9742（27.9）
合计		56192	15166（27.0）

在大学生中调查发现：现在饮酒率（过去 30 天至少喝过一杯酒）为 16.0%，具体为：男生 > 女生（χ^2=303.818，p<0.001），中片区 > 差片区（χ^2=21.299，p<0.01）。现在饮酒的大学生里，不同频次的比例分别为 1~9 天 70.1%，10~19 天 10.6%，20~29 天 5.1%，30 天 14.2%。

重度饮酒率（过去 30 天曾在一两个小时内喝下五杯酒）为 8.6%，具体为：男生 > 女生（χ^2=163.851，p<0.001），经济片区之间差异无统计学意义（χ^2=9.884，p>0.05）。现在重度饮酒的大学生里，不同频次的比例分别为 1~9 天 78.8%，10~19 天 10.3%，20~29 天 3.6%，30 天 7.3%。

醉酒率（过去 30 天曾因喝酒太多出现醉酒症状）为 12.1%，具体为：男生 > 女生（χ^2=144.890，p<0.001），中片区 / 差片区 > 好片区（χ^2=16.190，p<0.05）。过去 30 天有醉酒的大学生里，不同频次的比例分别为 1~2 次 82.4%，3~9 次 13.1%，10 次以上 4.5%。见表 2–14。

表 2-14　大学生现在饮酒情况

类别		调查人数（人）	现在饮酒率（%）	调查人数（人）	重度饮酒率（%）	调查人数（人）	醉酒率（%）
性别	男生	1208	369（30.8）	1209	204（16.9）	1208	253（20.9）
	女生	2308	195（8.4）	2309	98（4.2）	2310	174（7.5）
经济片区	好	240	35（14.6）	240	16（6.7）	240	14（5.8）
	中	1338	255（19.1）	1338	134（10.0）	1338	178（13.3）
	差	1938	274（14.1）	1940	152（7.8）	1940	235（12.1）
合计		3516	564（16.0）	3518	302（8.6）	3518	427（12.1）

第三节　其他成瘾性物质使用行为

其他成瘾性物质使用行为反映学生是否曾使用胶水等可吸入性溶剂以及在没有医生许可情况下使用止咳药水、镇静催眠药物、曲马多、可卡因、杜冷丁、吗啡，以及摇头丸、冰毒等成瘾性物质情况。

2019—2021 年，其他成瘾性物质使用行为的报告率分别为 29.0%、16.2% 和 12.1%。见图 2-7。

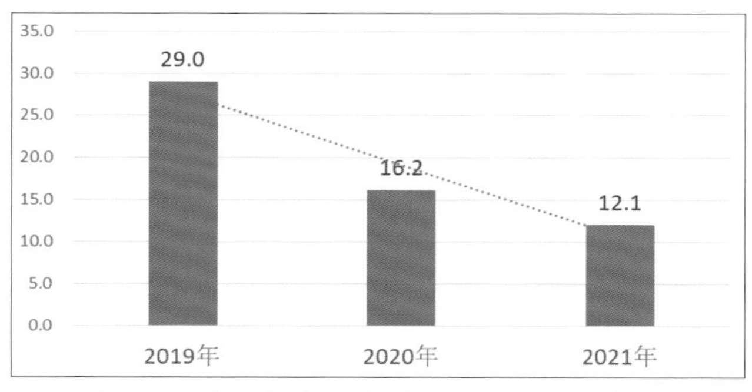

图 2-7　其他成瘾性物质使用行为报告率 /%

一、2019 年度其他成瘾性物质使用行为情况

在中学以上学段监测各类成瘾性物质在没有医生许可情况下的曾使用情况，结果如下：在没有医生许可情况下曾使用成瘾性物质的特点具体为：普高 > 职高 / 初中 > 大学（χ^2=1152.036，p<0.001），男生 > 女生（χ^2=83.859，p<0.001），郊县 > 城区（χ^2=92.713，p<0.001），差片区 > 中片区 > 好片区（χ^2=385.494，p<0.001）。见表 2-15。

各类成瘾性物质报告的曾使用率由高到低分别为：止咳药水 69.2%，可吸入性溶剂（胶水、汽油、笑气等）38.7%，镇静催眠类药品（如安定、三唑仑等）3.8%，其他使用率 3.4%，杜冷丁 0.78%，可卡因 0.61%，吗啡 0.25%，曲马 0.18%，大麻 0.15%，冰毒（甲基苯丙胺）0.13%，鸦片 0.09%，摇头丸 0. 08%，芬太尼 0.07%，海洛因 0.05%，K 粉（氯胺酮）0.05%。

表 2-15　物质滥用情况

类别		调查人数（人）	曾使用成瘾性物质（%）
学段	初中	16924	5105（30.2）
	普高	13030	4436（34.0）
	职高	3879	1126（29.0）
	大学	3533	180（5.1）
性别	男生	16716	5252（31.4）
	女生	20650	5595（27.1）
地区	城区	24222	6628（27.4）
	郊县	13144	4219（32.1）
经济片区	好	2268	309（13.6）
	中	12096	3213（26.6）
	差	23002	7325（31.8）
合计		37366	10847（29.0）

二、2020年度其他成瘾性物质使用行为情况

在中学以上学段监测各类成瘾性物质在没有医生许可情况下的曾使用情况，结果如下：在没有医生许可情况下曾使用成瘾性物质的特点具体为：普高 / 职高 > 初中 > 大学（χ^2=612.74，p<0.001），男生 > 女生（χ^2=122.92，p<0.001），郊县 > 城区（χ^2=245.77，p<0.001），差片区 > 中片区 > 好片区（χ^2=92.55，p<0.001）。见表2-16。

各类成瘾性物质报告的曾使用率由高到低分别为：止咳药水11.9%，可吸入性溶剂（胶水、汽油、笑气等）6.6%，镇静催眠类药品（如安定、三唑仑等）0.57%，曲马多0.11%，可卡因0.12%，大麻0.10%，杜冷丁0.084%，摇头丸0.081%，吗啡0.079%，冰毒（甲基苯丙胺）0.079%，海洛因0.079%，芬太尼0.073%，鸦片0.073%，K粉（氯胺酮）0.065%，其他使用率0.78%。

表2-16　物质滥用情况

类别		调查人数（人）	曾使用成瘾性物质（%）
学段	初中	17294	2844（16.4）
	普高	13485	2554（18.9）
	职高	3887	711（18.3）
	大学	3534	71（2.0）
性别	男生	17300	3196（18.5）
	女生	20900	2984（14.3）
地区	城区	25941	3670（14.1）
	郊县	12259	2510（20.5）
经济片区	好	2373	252（10.6）
	中	12234	1829（15.0）
	差	23593	4099（17.4）
合计		38200	6180（16.2）

三、2021 年度其他成瘾性物质使用行为情况

在中学以上学段监测各类成瘾性物质在没有医生许可情况下的曾使用情况，结果如下：在没有医生许可情况下曾使用成瘾性物质的特点具体为：普高＞职高 / 初中＞大学（χ^2=409.230，p<0.001），男生＞女生（χ^2=21.242，p<0.001），郊县＞城区（χ^2=1446.773，p<0.001），差片区＞中片区＞好片区（χ^2=178.560，p<0.001）。见表 2-17。

各类成瘾性物质报告的曾使用率由高到低分别为：止咳药水 9.3%，可吸入性溶剂（胶水、汽油、笑气等）4.0%，镇静催眠类药品（如安定、三唑仑等）0.52%，杜冷丁 0.044%，吗啡 0.044%，可卡因 0.041%，摇头丸 0.036%，大麻 0.033%，曲马多 0.030%，海洛因 0.025%，鸦片 0.025%，冰毒（甲基苯丙胺）0.022%，芬太尼 0.022%，K 粉（氯胺酮）0.025%，其他使用率 0.64%。

表 2-17　物质滥用情况

类别		调查人数（人）	曾使用成瘾性物质（%）
学段	初中	16648	2015（12.1）
	普高	12735	1876（14.7）
	职高	3904	462（11.8）
	大学	3321	63（1.9）
性别	男生	17017	2196（12.9）
	女生	19591	2220（11.3）
地区	城区	23895	2523（10.6）
	郊县	12713	1893（14.9）
经济片区	好	2374	118（5.0）
	中	12072	1296（10.7）
	差	22162	3002（13.5）
合计		36608	4416（12.1）

第二章 网络使用及不良用耳行为

网络已渗透儿童青少年日常生活的方方面面，建立起新的生活方式，对他们的认知、情感、心理造成极大影响。作为一项科学技术，网络给人们生活带来便利的同时，也不可避免地给儿童青少年带来了负面影响，其中最具代表性的就是网络成瘾。网络成瘾作为精神成瘾行为中最普遍的一类表现，具有以下三个共同特点：①有一个时间相对较长的、慢性的形成过程。②会产生各种生理性、心理性的依赖。③一旦该行为被中断，可产生戒断症状，强烈渴望立即恢复到原来的行为症状。

与此同时，近年来，儿童青少年以不安全的音量长时间使用耳机的情况日渐增多，这可能会造成听力不可逆转的损害。根据世界卫生组织的数据，全世界约有 11 亿年轻人因不安全使用音频设备而面临听力损失的风险，在中高收入国家，几乎一半的青少年和年轻人（12 ~ 35 岁）因使用个人音频设备而暴露在不安全的声音水平下。以往有关学生耳机使用的研究主要针对大学生，有关中小学生耳机使用行为及听力损伤的调查研究较少。本研究针对中小学生不良用耳行为开展调查研究，以达到减少听力损失带来的生活质量下降及经济负担过重的目的。

第一节 网络使用行为

网络使用行为通过是否上网来界定，网络成瘾一般定义为平均每天用于非工作学习目的上网时间≥ 4 小时且出现 9 项网络成瘾症状中至少 4 项。

2017—2021 年，网络使用行为的报告率分别为 90.2%、91.3%、84.5%、85.4% 和 80.8%。见图 3–1。

2019—2021 年，过去 7 天，每天上网的时间平均时间分别为 2.54 ± 2.74 小时、2.30 ± 2.52 小时和 2.49 ± 2.73 小时。见图 3–2。

2019—2021 年，网络成瘾的报告率分别为 4.7%、2.7% 和 3.2%。见图 3–3。

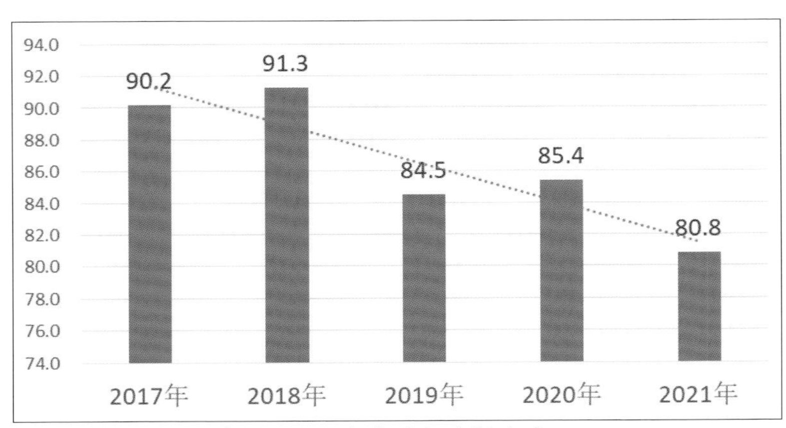

图 3–1 网络使用行为报告率 /%

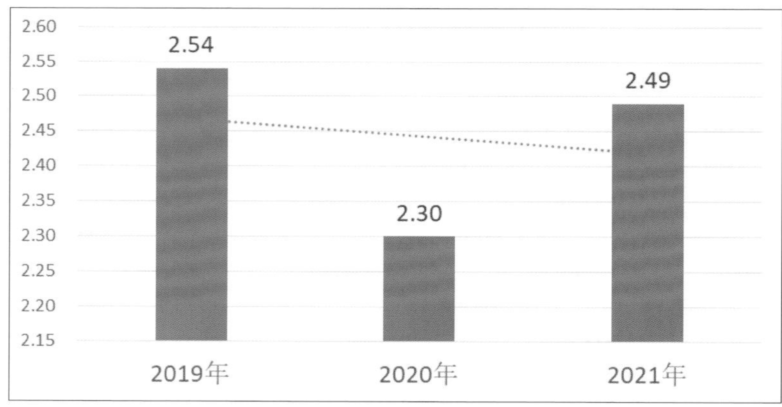

图 3-2 网络使用平均每天时间 / 小时

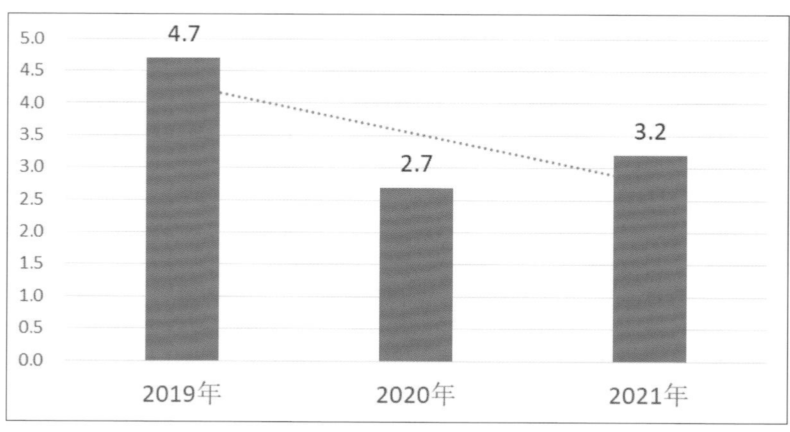

图 3-3 网络成瘾报告率 /%

一、2019 年度网络使用行为情况

网络使用时间的特点具体为：大学 > 职高 > 初中 > 普高（F=1076.58，p<0.01），性别之间差异无统计学意义（t=0.38，p>0.05），城区 > 郊县（t=8.73，p<0.01）。

学生网络成瘾的具体特点为：大学 / 职高 > 初中 / 普高（χ^2=394.151，p<0.001），性别之间差异无统计学意义（χ^2=12.006，p>0.05），城郊之间差异无统计学意义（χ^2=1.937，p>0.05）。见表 3-1。

表 3-1　过去一周里网络使用情况

类别		调查人数（人）	平均每天时间 / 小时（M ± SD）	调查人数（人）	网络成瘾（%）
学段	初中	14180	2.26 ± 2.62	13888	575（4.1）
	普高	11678	2.00 ± 2.49	11454	459（4.0）
	职高	3155	3.72 ± 2.93	3098	209（6.7）
	大学	3357	4.52 ± 2.72	3311	235（7.1）
性别	男生	14538	2.55 ± 2.76	14212	688（4.8）
	女生	17832	2.54 ± 2.73	17539	790（4.5）
地区	城区	21224	2.64 ± 2.84	20409	925（4.5）
	郊县	11146	2.37 ± 2.54	11324	553（4.9）
合计		32370	2.54 ± 2.74	31751	1478（4.7）

二、2020 年度网络使用行为情况

网络使用时间的特点具体为：大学 > 职高 > 初中 > 普高（F=1880.85，p<0.001），性别之间差异无统计学意义（t=1.62，p>0.05），城区 > 郊县（t=24.62，p<0.001），好片区 > 中片区 / 差片区（F=51.85，p<0.001）。

学生网络成瘾的特点具体为：大学 > 职高 > 初中 / 普高（χ^2=190.64，p<0.001），男生 > 女生（χ^2=4.34，p<0.05），城区 > 郊县（χ^2=6.74，p<0.01），经济片区之间差异无统计学意义（χ^2=4.03，p>0.05）。见表 3–2。

表 3–2　网络使用情况

类别		调查人数（人）	平均每天时间 / 小时（M±SD）	调查人数（人）	网络成瘾（%）
学段	初中	13893	1.95±2.25	16921	346（2.0）
	普高	11693	1.69±2.16	13206	281（2.1）
	职高	3155	3.71±2.81	3800	148（3.9）
	大学	3207	4.69±2.67	3481	199（5.7）
性别	男生	14302	2.33±2.55	16939	473（2.8）
	女生	17646	2.28±2.50	20469	501（2.4）
地区	城区	21633	2.53±2.64	25532	702（2.7）
	郊县	10315	1.84±2.18	11876	272（2.3）
经济片区	好	1523	2.94±3.20	2366	47（2.0）
	中	10832	2.29±2.36	11915	322（2.7）
	差	19593	2.26±2.54	23127	605（2.6）
合计		31948	2.30±2.52	37408	974（2.6）

三、2021 年度网络使用行为情况

网络使用时间的特点具体为：大学 > 职高 > 普高 > 初中（F=1489.696，p<0.001），女生 > 男生（t=–4.261，p<0.001），城区 > 郊县（t=18.559，p<0.001），中片区 / 差片区 > 好片区（F=45.362，p<0.01）。

学生网络成瘾的特点具体为：大学＞职高＞初中/普高（χ^2=295.134，p<0.001），女生＞男生（χ^2=6.680，p<0.05），城区＞郊县（χ^2=22.627，p<0.001），经济片区之间差异无统计学意义（χ^2=6.109，p>0.05）。见表 3-3。

表 3-3　网络使用情况

类别		调查人数（人）	平均每天时间/小时（M±SD）	调查人数（人）	网络成瘾（%）
学段	初中	13142	1.96±2.37	17313	387（2.2）
	普高	11213	2.09±2.50	13147	390（3.0）
	职高	3078	3.71±2.98	3913	184（4.7）
	大学	3146	4.94±2.97	3501	265（7.6）
性别	男生	13984	2.42±2.75	17590	525（3.0）
	女生	16595	2.55±2.71	20284	701（3.5）
地区	城区	20349	2.69±2.84	24778	880（3.6）
	郊县	10230	2.10±2.45	13096	346（2.6）
经济片区	好	1664	2.30±2.50	2398	60（2.5）
	中	10580	2.47±2.50	12127	378（3.1）
	差	18335	2.52±2.87	23349	788（3.4）
合计		30579	2.49±2.73	37874	1226（3.2）

第二节　不良用耳行为

耳机使用行为通过是否使用来界定，不良用耳行为包含以下三个指标：①反映学生开始使用耳机年龄、现在使用耳机平均时间。

②反映学生长时间（过去 7 天连续使用耳机超过 60 分钟）以及高音量（过去 7 天在嘈杂环境连续 30 分钟使用耳机）使用耳机的频次。③反映学生使用耳机对其听力的影响，即过去 1 个月，感觉自己听声音不如过去清楚选“是”的情况。

2019—2021 年，耳机使用的报告率分别为：52.7%、47.0% 和 42.1%。见图 3–4。

2019—2021 年，长时间使用耳机的报告率分别为：53.7%、53.4% 和 52.2%。见图 3–5。

2019—2021 年，高音量使用耳机的报告率分别为：40.2%、38.0% 和 39.0%。见图 3–6。

2019—2021 年，自觉听力损伤的报告率分别为：18.7%、16.2% 和 17.0%。见图 3–7。

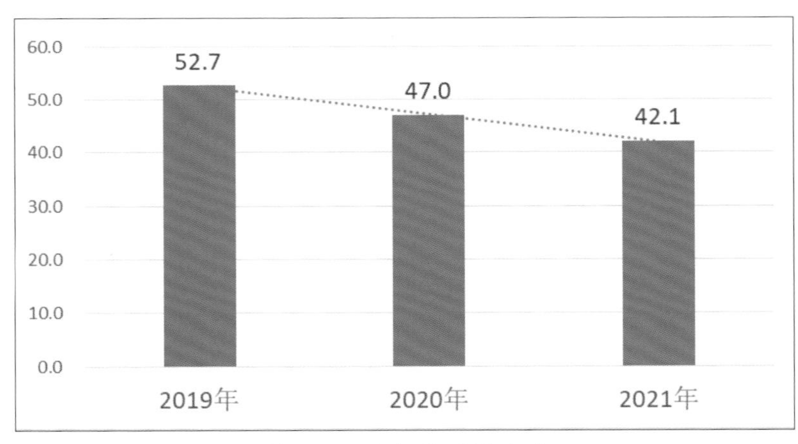

图 3–4　耳机使用报告率

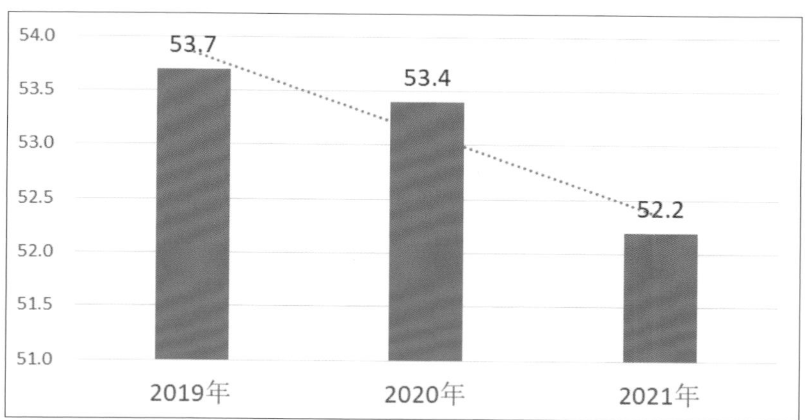

图 3-5 长时间使用耳机报告率 /%

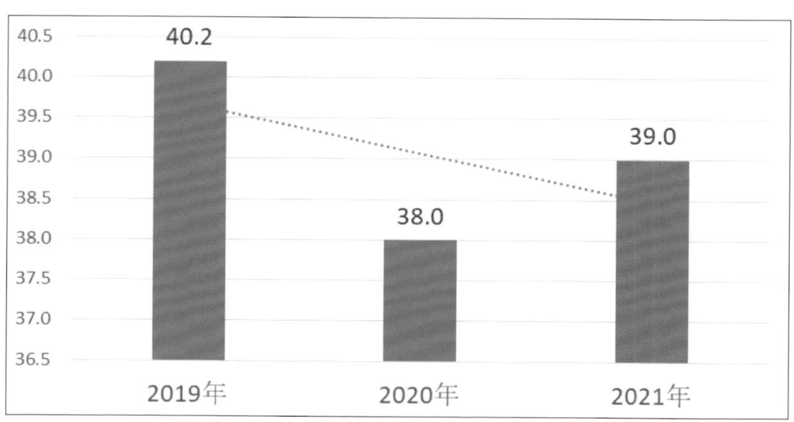

图 3-6 高音量使用耳机报告率 /%

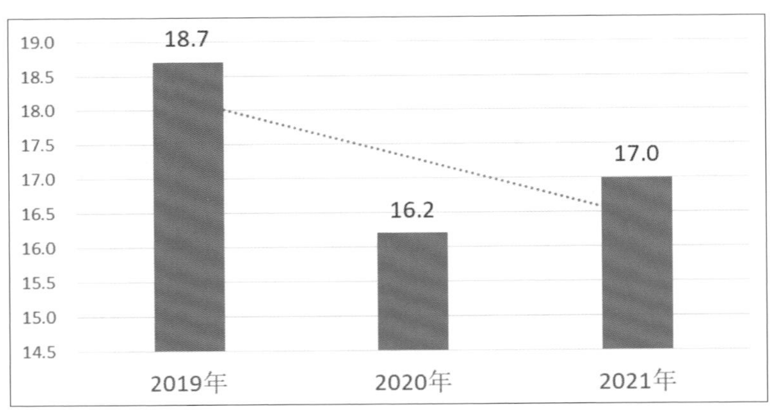

图 3–7　自觉听力损失报告率 /%

一、2019 年度不良用耳行为情况

报告开始使用耳机的平均年龄是 11.89 ± 4.28 岁。过去 7 天，平均每天使用耳机时间 35.57 ± 58.94 分钟，特点具体为：大学 > 职高 > 初中 > 普高 > 小学（F=126.930，p<0.001），男生 > 女生（t=3.59，p<0.001），城区 > 郊县（t=7.33，p<0.001），不同经济片区之间差异无统计学意义（F=1.45，p>0.05）。见表 3–4。

表 3–4　耳机使用情况

类别		调查人数（人）	平均每天使用时间 / 分钟（M ± SD）
学段	小学	4452	25.12 ± 40.38
	初中	9381	36.28 ± 61.35
	普高	9505	31.73 ± 59.10
	职高	2785	46.70 ± 64.13
	大学	2699	52.33 ± 64.42

续表 3-4

类别		调查人数（人）	平均每天使用时间 / 分钟（M ± SD）
性别	男生	12958	36.97 ± 65.30
	女生	15864	34.42 ± 53.16
地区	城区	18620	37.34 ± 62.59
	郊县	10202	32.32 ± 51.48
经济片区	好	1833	37.29 ± 58.27
	中	9620	34.92 ± 52.14
	差	17369	35.74 ± 62.46
合计		28822	35.57 ± 58.94

长时间使用耳机的特点具体为：大学 > 职高 > 初中 > 普高 > 小学（χ^2=1544.972，p<0.001），不同性别之间差异无统计学意义，城区 > 郊县（χ^2=166.049，p<0.001），不同经济片区之间差异无统计学意义。

高音量使用耳机的特点具体为：大学 / 职高 > 普高 > 初中 > 小学（χ^2=1262.934，p<0.001），女生 > 男生（χ^2=181.519，p<0.001），城区 > 郊县（χ^2=225.676，p<0.001），好片区 > 中片区 / 差片区（χ^2=37.156，p<0.001）。

自觉听力损伤的特点具体为：普高 / 职高 / 初中 > 大学 > 小学（χ^2=202.388，p<0.001），女生 > 男生（χ^2=52.779，p<0.001），郊县 > 城区（χ^2=12.727，p<0.01），差片区 > 好片区 / 中片区（χ^2=114.398，p<0.001）。见表 3-5。

表 3-5　长时间、高音量使用耳机及听力损伤情况

类别		调查人数（人）	长时间使用耳机（%）	调查人数（人）	高音量使用耳机（%）	调查人数（人）	听力损伤（%）
学段	小学	4557	1777（39.0）	4569	1173（25.7）	4570	547（12.0）
	初中	9471	5039（53.2）	9480	3349（35.3）	9275	1920（20.7）
	普高	9598	4899（51.0）	9602	4141（43.1）	9517	1958（20.6）
	职高	2800	1930（68.9）	2798	1526（54.5）	2774	548（19.8）
	大学	2729	2016（73.9）	2738	1534（56.0）	2738	426（15.6）
性别	男生	13115	6995（53.3）	13127	4742（36.1）	12982	2188（16.9）
	女生	16040	8666（54.0）	16060	6981（43.5）	15892	3211（20.2）
地区	城区	18766	10586（56.4）	18791	8141（43.3）	18596	3364（18.1）
	郊县	10389	5075（48.8）	10396	3582（34.5）	10278	2035（19.8）
经济片区	好	1833	1018（55.5）	1833	813（44.4）	1833	285（15.5）
	中	9633	5168（53.6）	9641	3936（40.8）	9615	1509（15.7）
	差	17689	9475（53.6）	17713	6974（39.4）	17426	3605（20.7）
合计		29155	15661（53.7）	29187	11723（40.2）	28874	5399（18.7）

二、2020 年度不良用耳行为情况

报告开始使用耳机的平均年龄是 12.08 ± 2.76 岁。平均每天使用耳机时间 34.20 ± 62.93 分钟，具体为：大学 > 职高 > 初中 > 普高 > 小学（F=89.42，p<0.001），不同性别之间差异无统计学意义（t=1.94，p>0.05），城区 > 郊县（t=6.78，p<0.001），好片区 > 中片区 / 差片区（F=3.72，p<0.05）。见表 3-6。

表 3-6 耳机使用情况

类别		调查人数(人)	平均每天使用时间 / 分钟(M ± SD)
学段	小学	3543	25.24 ± 39.73
	初中	8221	35.44 ± 67.34
	普高	9111	29.33 ± 62.95
	职高	2588	43.95 ± 68.03
	大学	2602	49.86 ± 64.64
性别	男生	11757	35.03 ± 63.51
	女生	14308	33.52 ± 62.44
地区	城区	17725	35.86 ± 67.19
	郊县	8340	30.67 ± 52.56
经济片区	好	1084	39.20 ± 58.11
	中	8680	34.28 ± 55.76
	差	16301	33.83 ± 66.71
合计		26065	34.20 ± 62.93

长时间使用耳机的特点具体为：大学 > 职高 > 普高 / 初中 > 小学（χ^2=1140.336，p<0.001），不同性别之间差异无统计学意义，城区 > 郊县（χ^2=151.537，p<0.001），好片区 > 中片区 / 差片区（χ^2=76.263，p<0.001）。

高音量使用耳机的特点具体为：大学 / 职高 > 普高 > 初中 > 小学（χ^2=691.137，p<0.001），女生 > 男生（χ^2=1131.829，p<0.001），城区 > 郊县（χ^2=146.397，p<0.001），好片区 > 中片区 / 差片区（χ^2=78.024，p<0.001）。

自觉听力损伤的特点具体为：普高 / 职高 / 初中 > 大学 > 小学（χ^2=136.292，p<0.001），女生 > 男生（χ^2=39.60，p<0.001），郊

县＞城区（χ^2=10.197，p<0.01），差片区＞中片区 / 好片区（χ^2=63.999，p<0.001）。见表 3-7。

表 3-7　长时间、高音量使用耳机及听力损伤情况

类别		调查人数（人）	长时间使用耳机（%）	调查人数（人）	高音量使用耳机（%）	调查人数（人）	听力损伤（%）
学段	小学	3593	1487（41.4）	3591	908（25.3）	3592	381（10.6）
	初中	8307	4249（51.1）	8311	2852（34.3）	8310	1436（17.3）
	普高	9154	4581（50.0）	9151	3656（40.0）	9154	1674（18.3）
	职高	2599	1790（68.9）	2598	1317（50.7）	2599	431（16.6）
	大学	2601	1916（73.7）	2603	1237（47.5）	2603	344（13.2）
性别	男生	11853	6355（53.6）	11852	4120（34.8）	11856	1739（14.7）
	女生	14401	7668（53.2）	14402	5850（40.6）	14402	2527（17.5）
地区	城区	17801	9969（56.0）	17806	7201（40.4）	17808	2804（15.7）
	郊县	8453	4054（48.0）	8448	2769（32.8）	8450	1462（17.3）
经济片区	好	1091	703（64.4）	1091	528（48.4）	1091	134（12.3）
	中	8772	4686（53.4）	8772	3324（37.9）	8776	1242（14.2）
	差	16391	8634（52.7）	16391	6118（37.3）	16391	2890（17.6）
合计		26254	14023（53.4）	26254	9970（38.0）	26258	4266（16.2）

三、2021 年度不良用耳行为情况

报告开始使用耳机的平均年龄是 12.20 ± 2.72 岁。平均每天使用耳机时间 33.43 ± 56.10 分钟，具体为：大学＞职高＞初中 / 普高＞小学（F=104.850，p<0.001），男生＞女生（t=4.402，p<0.001），城区＞郊县（t=9.303，p<0.001），好片 / 中片＞差片（F=20.583，p<0.001）。见表 3-8。

表 3-8 耳机使用情况

类别		调查人数（人）	平均每天使用时间 / 分钟（M ± SD）
学段	小学	2912	25.25 ± 64.20
	初中	6933	30.32 ± 48.04
	普高	8621	31.08 ± 57.89
	职高	2359	41.06 ± 52.14
	大学	2668	51.28 ± 59.16
性别	男生	10777	35.23 ± 65.40
	女生	12716	31.91 ± 46.75
地区	城区	15799	35.62 ± 59.82
	郊县	7694	28.93 ± 47.25
经济片区	好	1200	38.28 ± 73.97
	中	8094	35.97 ± 62.61
	差	14199	31.57 ± 50.01
合计		23493	33.43 ± 56.10

长时间使用耳机的特点具体为：大学 > 职高 > 普高 > 初中 > 小学（χ^2=1367.177，p<0.001），不同性别之间差异无统计学意义，但每天 2 次及以上的比例男生 > 女生（χ^2=52.353，p<0.001），城区 > 郊县（χ^2=227.093，p<0.001），好片区 > 中片区 > 差片区（χ^2=32.557，p<0.001）。

高音量使用耳机的特点具体为：大学 / 职高 > 普高 > 初中 > 小学（χ^2=902.593，p<0.001），女生 > 男生（χ^2=137.468，p<0.001），城区 > 郊县（χ^2=176.345，p<0.001），好片区 > 中片区 > 差片区（χ^2=41.975，p<0.001）。

自觉听力损伤的特点具体为：普高 / 职高 > 初中 / 大学 / 小学，

初中 > 小学（χ^2=117.790，p<0.001），女生 > 男生（χ^2=15.744，p<0.001），城郊之间差异无统计学意义（χ^2=0.312，p>0.05），差片区 > 中片区 / 好片区（χ^2=62.553，p<0.001）。见表 3–9。

表 3–9　长时间、高音量使用耳机及听力损伤情况

类别		调查人数（人）	长时间使用耳机（%）	调查人数（人）	高音量使用耳机（%）	调查人数（人）	听力损伤（%）
学段	小学	2939	1103（37.5）	2940	638（22.7）	2928	348（11.9）
	初中	6983	3261（46.7）	6984	2267（32.5）	6982	1145（16.4）
	普高	8674	4438（51.2）	8676	3772（43.5）	8678	1644（18.9）
	职高	2359	1559（66.1）	2359	1189（50.4）	2359	493（20.9）
	大学	2668	1964（73.6）	2671	1346（50.4）	2671	384（14.4）
性别	男生	10845	5673（52.3）	10846	3855（35.5）	10833	1727（15.9）
	女生	12778	6652（52.1）	12784	5357（41.9）	12785	2287（17.9）
地区	城区	15861	8770（55.3）	15869	6632（41.2）	15858	2680（16.9）
	郊县	7762	3555（45.8）	7761	2580（33.2）	7760	1334（17.2）
经济片区	好	1210	693（57.3）	1210	540（44.6）	1210	176（14.5）
	中	8140	4332（53.2）	8145	3253（39.9）	8135	1189（14.6）
	差	14273	7300（51.1）	14275	5419（38.0）	14273	2649（18.6）
合计		23623	12325（52.2）	23630	9212（39.0）	23618	4014（17.0）

第四章
健康教育、性行为和抑郁症状

全球范围内，儿童青少年的生殖健康问题都面临异常严峻的挑战。主要表现为：不良妊娠、生育状况正日益成为全球（尤其是发展中国家）的重大公共卫生问题；青少年性行为明显提前成为全球性普遍现象；青少年生殖健康问题令人担忧；感染性传播疾病（包括 HIV 感染）的危险性显著增加。

就我国的情况而言，一方面，随着巨大的社会经济变革，西方文化的渗入，家庭结构和生活方式的改变，儿童青少年在性观念、性态度方面日趋开放；另一方面，青少年性发育明显提前，而结婚年龄却伴随人们社会期待值的提升在不断延后，儿童青少年“性等待期”不断延长。两种因素的结合，导致儿童青少年与性相关的一系列健康危险行为的发生率显著增加，其特点主要表现为：普遍缺乏性知识；严重缺乏有关避孕和性传播疾病的预防知识；性观念发生巨大变化；婚前性行为显著增多；婚前性行为发生质变；不良社会因素的影响已逐步取代冲动、好奇，成为青少年发生性行为的主要原因；人工流产的危害日益显现；青少年已成为我国性传播疾病的易感人群。为此，青春期健康教育和艾滋病预防教育刻不容缓。

此外，儿童青少年心理卫生问题近 30 年来在 18 岁以下人群中呈逐步上升趋势，抑郁症已成为导致年轻人残障的主要原因之一。目前，儿童青少年心理卫生问题呈现疾病负担严重、低龄化趋势和服务能力不足 3 个特征。尤其是儿童青少年抑郁心理卫生问题，被认为是青少年自杀的主要危险因素，位列该年龄段第二、第三位死亡原因。同时，还引起严重的社会和教育问题，导致吸烟、物质滥用和肥胖的比例增加。

第一节　健康教育

健康教育主要反映学生是否接受青春期知识和艾滋病预防教育，选择回答“是”的情况。

2017—2021 年，青春期健康教育的报告率分别为：83.1%、79.2%、88.9%、90.0% 和 90.6%。见图 4-1。

2017—2021 年，艾滋病预防教育的报告率分别为：87.2%、88.3%、88.1%、90.3% 和 89.0%。见图 4-2。

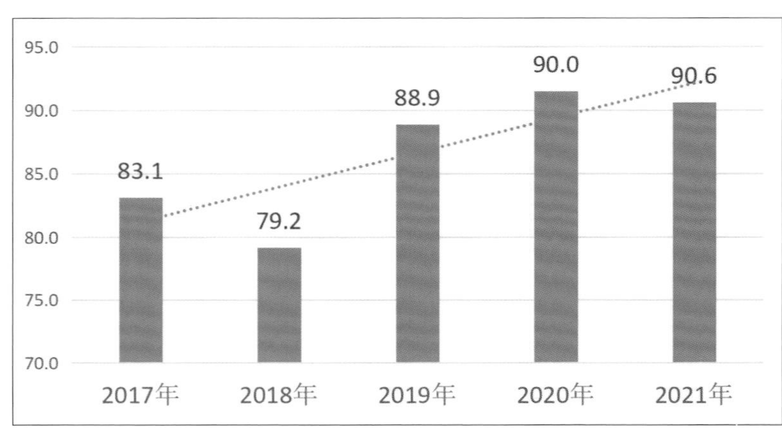

图 4-1　青春期健康教育报告率 /%

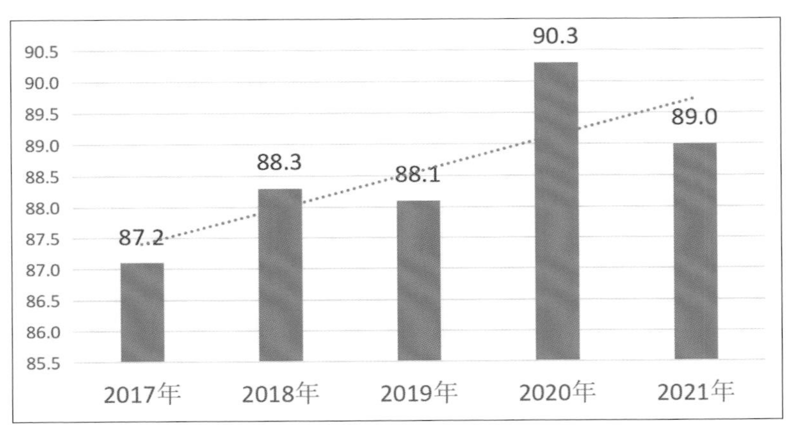

图 4-2 艾滋病预防教育报告率 /%

一、2017 年度青春期健康教育和艾滋病预防教育情况

在学校有接受青春期健康教育的特点具体为：职高 / 普高（以下同）/ 初中 > 小学（χ^2=464.093，p<0.001），女生 > 男生（χ^2=78.047，p<0.001），城区 > 郊县（χ^2=19.01，p<0.001）。

在学校有接受艾滋病预防教育的特点具体为：职高 / 大学 / 普高 > 初中 > 小学（χ^2=142.05，p<0.001）；女生 > 男生（χ^2=33.44，p<0.001），城区 > 郊县（χ^2=52.76，p<0.001）。见表 4-1。

表 4-1 接受青春期健康教育和艾滋病预防教育情况

类别		调查人数（人）	有接受青春期健康教育（%）	调查人数（人）	有接受艾滋病预防教育（%）
学段	小学	2691	1897（70.5）	2691	2222（82.6）
	初中	2854	2541（89.0）	2854	2439（85.5）

续表 4-1

类别		调查人数（人）	有接受青春期健康教育（%）	调查人数（人）	有接受艾滋病预防教育（%）
学段	普高	2085	1850（88.7）	2085	1917（91.9）
	职高	713	642（90.0）	713	657（92.1）
	大学	—	—	704	651（92.5）
性别	男生	3915	3101（79.2）	4090	3474（84.9）
	女生	4428	3829（86.5）	4957	4412（89.0）
地区	城区	4902	4145（84.6）	5606	4987（89.0）
	郊县	3441	2785（81.0）	3441	2899（84.2）
合计		8343	6930（83.1）	9047	7886（87.2）

二、2018 年度青春期健康教育和艾滋病预防教育情况

在学校有接受青春期健康教育的特点具体为：初中 / 普高 / 职高 > 小学（χ^2=989.638，p<0.001），女生 > 男生（χ^2=54.028，p<0.001），城区 > 郊县（χ^2=71.178，p<0.001）。

在学校有接受艾滋病预防教育的特点具体为：大学 > 普高 > 小学 / 初中 / 职高（χ^2=58.226，p<0.001），女生 > 男生（χ^2=10.104，p<0.01），城区 > 郊县（χ^2=16.572，p<0.001）。见表 4-2。

表 4-2　接受青春期健康教育和艾滋病预防教育情况

类别		调查人数（人）	有接受青春期健康教育（%）	调查人数（人）	有接受艾滋病预防教育（%）
学段	小学	2858	1705（59.7）	2858	2492（87.2）
	初中	2891	2565（88.7）	2891	2489（86.1）
	普高	2214	1972（89.1）	2214	2019（91.2）
	职高	721	633（87.8）	721	631（87.5）
	大学	—	—	721	674（93.5）

续表 4-2

类别		调查人数（人）	有接受青春期健康教育（%）	调查人数（人）	有接受艾滋病预防教育（%）
性别	男生	4529	3247（76.2）	4556	3993（87.6）
	女生	4425	3628（82.0）	4849	4312（88.9）
地区	城区	5047	4152（82.3）	5768	5155（89.4）
	郊县	3637	2723（74.9）	3637	3150（86.6）
合计		8684	6875（79.2）	9405	8305（88.3）

三、2019 年度青春期健康教育和艾滋病预防教育情况

在学校有接受青春期健康教育的特点具体为：职高 > 普高 > 初中（χ^2=167.93，p<0.01），男生 > 女生（χ^2=487.03，p<0.01），城区 > 郊县（χ^2=32.15，p<0.01）。

在学校有接受艾滋病预防教育的特点具体为：大学 / 职高 > 普高 > 初中（χ^2=753.02，p<0.01），女生 > 男生（χ^2=105.00，p<0.01），城区 > 郊县（χ^2=13.71，p<0.01）。见表 4-3。

表 4-3 接受青春期健康教育和艾滋病预防教育情况

类别		调查人数（人）	有接受青春期健康教育（%）	调查人数（人）	有接受艾滋病预防教育（%）
学段	初中	17413	15168（87.1）	17550	14625（83.3）
	普高	13444	12112（90.1）	13520	12315（91.1）
	职高	3956	3680（93.0）	3969	3702（93.3）
	大学	16110	13686（85.0）	3597	3403（94.6）
性别	男生	18703	17274（92.4）	17376	15030（86.5）
	女生	21563	19336（89.7）	21260	19015（89.4）
地区	城区	13250	11624（87.7）	25303	22400（88.5）
	郊县	17413	15168（87.1）	13333	11645（87.3）
合计		34813	30960（88.9）	38636	34045（88.1）

四、2020年度青春期健康教育和艾滋病预防教育情况

在学校有接受青春期健康教育的特点具体为：职高/普高>初中（χ^2=102.90，p<0.001），男生>女生（χ^2=332.85，p<0.001），郊县>城区（χ^2=58.97，p<0.001），中片区>好片区/差片区（χ^2=88.84，p<0.001）。

在学校有接受艾滋病预防教育的特点具体为：大学>职高/普高>初中（χ^2=686.79，p<0.001），女生>男生（χ^2=79.17，p<0.001），城区>郊县（χ^2=211.74，p<0.001），差片区>好片区/中片区（χ^2=133.86，p<0.001）。见表4-4。

表4-4　接受青春期健康教育和艾滋病预防教育情况

类别		调查人数（人）	有接受青春期健康教育（%）	调查人数（人）	有接受艾滋病预防教育（%）
学段	初中	17306	15580（90.0）	17304	14877（86.0）
	普高	13504	12544（92.9）	13503	12580（93.2）
	职高	3887	3627（93.3）	3887	3652（94.0）
	大学	16206	14359（88.6）	3536	3394（96.0）
性别	男生	18491	17392（94.1）	17306	15366（88.8）
	女生	22411	20696（92.3）	20924	19137（91.5）
地区	城区	12286	11055（90.0）	25945	23809（91.8）
	郊县	2126	1926（90.6）	12285	10694（87.0）
经济片区	好	10953	9852（89.9）	2373	2124（89.5）
	中	21618	19973（92.4）	12239	10786（88.1）
	差	34697	31751（91.5）	23618	21593（91.4）
合计		17306	15580（90.0）	38230	34503（90.3）

五、2021 年度青春期健康教育和艾滋病预防教育情况

在学校有接受青春期健康教育的特点具体为：职高 / 普高 > 初中（χ^2=197.417，p<0.001），女生 > 男生（χ^2=395.656，p<0.001），城区 > 郊县（χ^2=39.271，p<0.001），差片区 > 好片区 / 中片区（χ^2=19.887，p<0.01）。

在学校有接受艾滋病预防教育的特点具体为：大学 / 职高 > 普高 > 初中（χ^2=772.376，p<0.001），女生 > 男生（χ^2=135.502，p<0.001），城区 > 郊县（χ^2=81.631，p<0.001），差片区 > 中片区 > 好片区（χ^2=89.359，p<0.001）。见表 4–5。

表 4–5　接受青春期健康教育和艾滋病预防教育情况

类别		调查人数（人）	有接受青春期健康教育（%）	调查人数（人）	有接受艾滋病预防教育（%）
学段	初中	17480	15469（88.5）	17486	14734（84.3）
	普高	13308	12325（92.6）	13308	12251（92.1）
	职高	3937	3670（93.2）	3937	3711（94.3）
	大学	—	—	3520	3341（94.9）
性别	男生	16559	144665（87.4）	17770	15457（87.0）
	女生	18166	16999（93.6）	20481	18580（90.7）
地区	城区	21433	19555（91.2）	24959	22444（89.9）
	郊县	13292	11909（89.6）	13292	11593（87.2）
经济片区	好	2150	1932（89.2）	2405	2061（85.7）
	中	10891	9812（90.1）	12236	10710（87.5）
	差	21669	19720（91.0）	23610	21266（90.1）
合计		34725	31464（90.6）	38251	34037（89.0）

第二节　性行为

该项目反映大学生性行为发生情况及意外怀孕情况，主要包括以下指标：①性行为发生情况。②第一次性行为年龄。③第一次发生性行为时使用安全套情况。④多性伴侣性行为，至少与 2 人发生过性行为。⑤最近一次性行为时饮酒或使用药物情况。⑥最近一次发生性行为时使用安全套情况。⑦最近一次发生性行为时使用紧急避孕药情况。⑧意外妊娠发生情况。女孩发生意外妊娠情况，男孩使他人发生意外妊娠情况。

2017—2021 年，大学生曾发生性行为的报告率分别为 4.0%、10.0%、12.1%、7.0% 和 7.8%。见图 4–3。

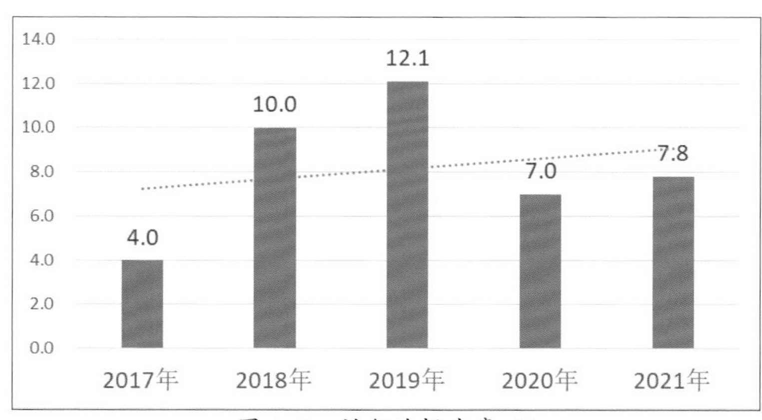

图 4–3　性行为报告率 /%

一、2017 年度性行为情况

大学生曾经与异性发生过性行为的报告率为 4.0%，与同性发生过性行为的报告率为 0.3%。在有过性行为的大学生中，第一次性行为在 18 岁以下的报告率为 0.9%，第一次发生性行为时本人或对方未使用安全套的报告率为 0.6%，多性伴侣性行为的报告率为 0.1%，最近一次性行为之前有饮酒或使用药物的报告率为 0.1%，最近一次性行为时未使用安全套的报告率为 0.4%，最近一次性行为使用紧急避孕药的报告率为 0.9%，曾经或致使他人怀孕过的报告率为 0.3%。

二、2018 年度性行为情况

大学生曾经与异性发生过性行为的报告率为 9.7%，与同性发生过性行为的报告率为 0.3%。在有过性行为的大学生中，第一次性行为在 18 岁以下的报告率为 2.8%，第一次发生性行为时本人或对方未使用安全套的报告率为 3.1%，多性伴侣性行为的报告率为 3.9%，最近一次性行为之前有饮酒或使用药物的报告率为 1.8%，最近一次性行为时未使用安全套的报告率为 3.3%，最近一次性行为使用紧急避孕药的报告率为 1.8%，曾经或致使他人怀孕过的报告率为 0.4%。

三、2019 年度性行为情况

大学生和同性发生过性行为的报告率为 0.3%，和异性发生过性行为的报告率为 11.7%，既和同性又和异性发生过性行为的报告率为 0.1%。在有过性行为的大学生中，第一次发生性行为时年龄在 18 岁以下的比例为 3.0%，第一次发生性行为时本人或对方未使用安全套的报告率为 3.0%，多性伴侣性行为的报告率为 4.2%，最近一次性行为之前有饮酒或使用药物的报告率为 1.7%，最近一次性行为时未使用安全套的报告率为 2.5%，最近一次性行为使用紧急避孕药的报告率为 1.3%，曾经或致使他人怀孕过的报告率为 0.5%。

四、2020 年度性行为情况

大学生和异性发生过性行为的报告率为 6.5%，只和同性发生过性行为的报告率为 0.3%，既和同性又和异性发生过性行为的报告率为 0.2%。曾发生性行为的特点具体为：男生 > 女生（χ^2=143.98，p<0.001），不同经济片区之间差异无统计学意义（χ^2=0.52，p>0.05）。见表 4–6。

表 4–6　大学生发生性行为情况

类别		调查人数（人）	发生过性行为（%）
性别	男生	1100	162（14.7）
	女生	2435	87（3.6）
经济片区	好	247	20（8.1）
	中	1289	96（7.4）
	差	1999	133（6.7）
合计		3535	249（7.0）

首次性行为在 18 岁以下报告率为 2.2%，具体为：男生 > 女生（χ^2=109.69，p<0.001），不同经济片区之间差异无统计学意义（χ^2=5.72，p>0.05）。

在有过性行为的大学生中，第一次发生性行为时本人或对方未使用安全套的报告率为 1.3%，具体为：男生 > 女生（χ^2=34.86，p<0.001），不同经济片区之间差异无统计学意义（Fisher 精确概率

$p>0.05$）。

多性伴侣性行为的报告率为 1.7%，具体为：男生 > 女生（$\chi^2=56.94$，$p<0.001$），不同经济片区之间差异无统计学意义（Fisher 精确概率 $p>0.05$）。

最近一次性行为之前有饮酒或使用药物的报告率为 0.5%，具体为：男生 > 女生（$\chi^2=9.02$，$p<0.01$），不同经济片区之间差异无统计学意义（Fisher 精确概率 $p>0.05$）。

最近一次性行为时未使用安全套的报告率为 1.1%，具体为：男生 > 女生（$\chi^2=36.43$，$p<0.001$），不同经济片区之间差异无统计学意义（Fisher 精确概率 $p>0.05$）。

最近一次性行为使用紧急避孕药的报告率为 1.0%，具体为：男生 > 女生（$\chi^2=21.43$，$p<0.001$），不同经济片区之间差异无统计学意义（Fisher 精确概率 $p>0.05$）。

曾经或致使他人怀孕过的报告率为 0.11%，具体为：不同性别、不同经济片区之间差异无统计学意义（Fisher 精确概率均 $p>0.05$）。见表 4-7。

表 4-7 大学生发生不安全性行为情况

类别		调查人数（人）	首次性行为在 18 岁前（%）	首次性行为未使用安全套（%）	多性伴侣性行为（%）	性行为受酒精药物影响（%）
性别	男生	1095	66（6.0）	34（3.1）	46（4.2）	11（1.0）
	女生	2428	11（0.5）	13（0.5）	15（0.6）	6（0.2）
经济片区	好	247	7（2.8）	4（1.6）	5（2.0）	1（0.4）
	中	1282	36（2.8）	21（1.6）	28（2.2）	5（0.4）
	差	1994	34（1.7）	22（1.1）	28（1.4）	11（0.6）
合计		3523	77（2.2）	47（1.3）	61（1.7）	17（0.5）

续表 4-7

类别		调查人数（人）	上次性行为未使用安全套（%）	使用紧急避孕药（%）	意外怀孕（%）
性别	男生	1095	30（2.7）	23（2.1）	2（0.18）
	女生	2428	10（0.4）	11（0.5）	2（0.08）
经济片区	好	247	4（1.6）	2（0.8）	0（0.00）
	中	1282	14（1.1）	14（1.1）	2（0.16）
	差	1994	22（1.1）	18（0.9）	2（0.10）
合计		3523	40（1.1）	34（1.0）	4（0.11）

五、2021 年度性行为情况

大学生和异性发生过性行为的报告率为 7.3%，只和同性发生过性行为的报告率为 0.4%，既和同性又和异性发生过性行为的报告率为 0.1%。曾发生性行为的特点具体为：男生 > 女生（χ^2=181.873，p<0.001），不同经济片区之间差异无统计学意义，报告“和同性发生过”和“既和同性又和异性发生过”的报告率为好片区 > 中片区 / 差片区（χ^2=60.756，p<0.001）。见表 4–8。

表 4-8　大学生发生性行为情况（%）

类别		调查人数（人）	发生过性行为（%）
性别	男生	1187	194（16.3）
	女生	2292	78（3.4）
经济片区	好	238	26（10.9）
	中	1333	101（7.6）
	差	1908	145（7.6）
合计		3479	272（7.8）

首次性行为在 18 岁以下的报告率为 2.4%，具体为：不同性别之间差异无统计学意义（Fisher 精确概率 $p>0.05$），好片区 > 差片区 / 中片区（Fisher 精确概率 $p<0.01$）。

第一次发生性行为时本人或对方未使用安全套的报告率为 1.7%，具体为：不同性别之间差异无统计学意义（$\chi^2=0.001$，$p>0.05$），好片区 > 差片区 / 中片区（$\chi^2=18.693$，$p<0.001$）。

多性伴侣性行为的报告率为 2.9%，具体为：男生 > 女生（$\chi^2=8.813$，$p<0.01$），不同经济片区之间差异无统计学意义（$\chi^2=5.866$，$p>0.05$）。

最近一次性行为之前有饮酒或使用药物的报告率为 0.9%，具体为：不同性别之间差异无统计学意义（$\chi^2=1.380$，$p>0.05$），不同经济片区之间差异无统计学意义（Fisher 精确概率 $p>0.05$）。

最近一次性行为时未使用安全套的报告率为 1.5%，具体为：不同性别之间差异无统计学意义（$\chi^2=0.006$，$p>0.05$），好片区 > 差片区 / 中片区（Fisher 精确概率 $p<0.01$）。

最近一次性行为使用紧急避孕药的报告率为 1.1%，具体为：不同性别之间差异无统计学意义（$\chi^2=0.352$，$p>0.05$），不同经济片区之间差异无统计学意义（Fisher 精确概率 $p>0.05$）。

曾经或致使他人怀孕过的报告率为 0.2%，具体为：不同性别之间差异无统计学意义（Fisher 精确概率均 $p>0.05$），好片区 > 差片区 / 中片区（Fisher 精确概率 $p<0.01$）。见表 4–9。

表 4-9 大学生发生不安全性行为情况

类别		调查人数（人）	首次性行为在 18 岁前（%）	首次性行为未使用安全套（%）	多性伴侣性行为（%）	性行为受酒精药物影响（%）	上次性行为未使用安全套（%）	使用紧急避孕药（%）	意外怀孕（%）
性别	男生	1187	42（3.5）	42（3.5）	82（6.9）	20（1.7）	37（3.1）	28（2.4）	6（0.5）
	女生	2292	17（0.7）	17（0.7）	18（0.8）	12（0.5）	15（0.7）	9（0.4）	2（0.1）
经济片区	好	238	14（5.9）	14（5.9）	12（5.0）	3（1.3）	13（5.5）	3（1.3）	4（1.7）
	中	1333	15（1.1）	15（1.1）	28（2.1）	8（0.6）	15（1.1）	14（1.1）	1（0.1）
	差	1908	30（1.6）	30（1.6）	60（3.1）	21（1.1）	24（1.3）	20（1.0）	3（0.2）
合计		3479	84（2.4）	59（1.7）	100（2.9）	32（0.9）	52（1.5）	37（1.1）	8（0.2）

第三节 抑郁症状

抑郁症状采用流调中心用抑郁量表（CES-D scale）进行评估。该自评量表共有 20 个条目，代表了抑郁症状的主要方面，包括抑郁情绪、积极情绪、躯体症状与活动迟滞、人际等方面，要求报告最近一周内症状出现的频度，分数越高抑郁程度越高。根据《精神科评定量表手册》（张明园，1998）及国内相关研究（杨文辉等，2013；黄莹等，2011），以抑郁症状总分≥ 20 作为判定有抑郁症状的标准。

2017—2021 年，抑郁症状的报告率分别为 16.3%、16.8%、18.9%、18.4% 和 18.3%。见图 4-4。

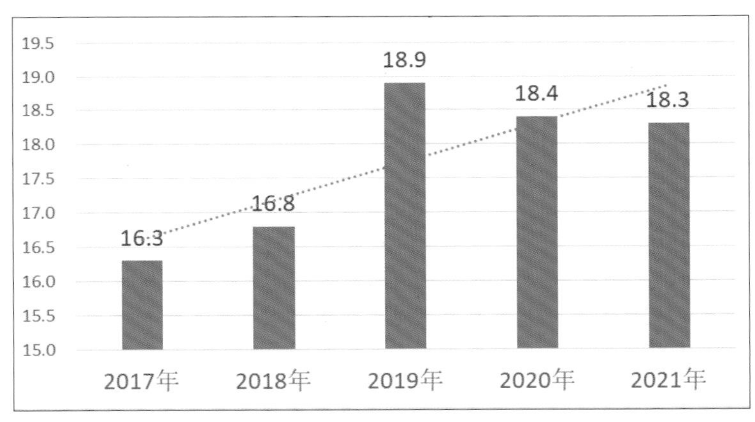

图 4-4 抑郁症状报告率 /%

一、2017 年度抑郁症状情况

学生抑郁症状的发生率为 16.3%。

抑郁症状的特点具体为：普高 > 初中，职高 / 大学与前两个学段之间差异无统计学意义（χ^2=22.597，p<0.001），不同性别之间差异无统计学意义（χ^2=1.709，p>0.05）；城区 > 郊县（χ^2=9.508，p<0.01）。见表 4-10。

表 4-10　过去一周内抑郁症状发生情况

类别		调查人数（人）	存在抑郁症状（%）
学段	初中	2851	402（14.1）
	普高	2085	395（18.9）
	职高	713	128（18.0）
	大学	704	109（15.5）
性别	男生	2827	441（15.6）
	女生	3526	593（16.8）
地区	城区	4203	727（17.3）
	郊县	2150	307（14.3）
合计		6353	1034（16.3）

二、2018 年度抑郁症状情况

抑郁症状的特点具体为：普高 > 初中 > 大学（χ^2=48.945，p<0.01），女生 > 男生（χ^2=5.451，p<0.05），城区 > 郊县（χ^2=16.492，p<0.01）。见表 4-11。

表 4-11　学生过去一周内抑郁症状发生情况

类别		调查人数（人）	存在抑郁症状（%）
学段	初中	2891	448（15.5）
	普高	2214	450（20.3）
	职高	721	130（18.0）
	大学	721	71（9.8）
性别	男生	3159	495（15.7）
	女生	3388	604（17.8）
地区	城区	4355	789（18.1）
	郊县	2192	310（14.1）
合计		6547	1099（16.8）

三、2019 年度抑郁症状情况

抑郁症状的特点具体为：普高 > 初中 / 职高 > 大学（χ^2=301.44，p<0.01），女生 > 男生（χ^2=169.29，p<0.01），城郊之间差异无统计学意义（χ^2=1.09，p>0.05）。见表 4-12。

表 4-12　过去一周内抑郁症状发生情况

类别		调查人数（人）	存在抑郁症状（%）
学段	初中	16903	2969（17.6）
	普高	13322	3090（23.2）
	职高	3901	651（16.7）
	大学	3558	428（12.0）
性别	男生	16895	2708（16.0）
	女生	20789	4430（21.3）
地区	城区	24852	4745（19.1）
	郊县	12832	2393（18.6）
合计		37684	7138（18.9）

四、2020 年度抑郁症状情况

抑郁症状的特点具体为：普高 > 初中 / 职高 > 大学（χ^2=213.42，p<0.001），女生 > 男生（χ^2=201.67，p<0.001），城郊之间差异无统计学意义（χ^2=2.70，p>0.05），差片区 > 中片区 > 好片区（χ^2=37.98，p<0.001）。见表 4–13。

表 4–13 过去一周内抑郁症状发生情况

类别		调查人数（人）	存在抑郁症状（%）
学段	初中	17113	2971（17.4）
	普高	13444	2902（21.6）
	职高	3858	683（17.7）
	大学	3533	410（11.6）
性别	男生	17138	2613（15.2）
	女生	20810	4353（20.9）
地区	城区	25826	4683（18.1）
	郊县	12122	2283（18.8）
经济片区	好	2373	351（14.8）
	中	12098	2109（17.4）
	差	23477	4506（19.2）
合计		37948	6966（18.4）

五、2021 年度抑郁症状情况

抑郁症状的特点具体为：普高 > 初中 / 职高 > 大学（χ^2=225.220，p<0.001），女生 > 男生（χ^2=280.177，p<0.001），郊县 > 城区（χ^2=14.839，p<0.001），差片区 > 中片区（χ^2=43.805，p<0.001）。见表 4–14。

表 4-14 过去一周内抑郁症状发生情况

类别		调查人数（人）	存在抑郁症状（%）
学段	初中	17292	2962（17.1）
	普高	13260	2872（21.7）
	职高	3932	712（18.1）
	大学	3503	402（11.5）
性别	男生	17632	2596（14.7）
	女生	20355	4352（21.4）
地区	城区	24763	4391（17.7）
	郊县	13224	2557（19.3）
经济片区	好	2405	438（18.2）
	中	12071	1980（16.4）
	差	23511	4530（19.3）
合计		37987	6948（18.3）

第五章 主要发现和研究建议

云南省 2017—2021 年儿童青少年伤害及健康相关行为研究，主要包括伤害相关行为，物质滥用使用行为，网络使用及不良用耳行为，健康教育、性行为和抑郁症状等四个方面的内容。

第一节 主要发现

一、严重伤害、校园欺凌现象不容忽视，暴力行为、意外伤害等问题持续存在，自伤、自杀及不良情绪问题形势严峻

2017—2021 年，严重伤害的报告率呈逐年下降趋势，但平均次数则有小幅上升趋势。严重伤害归属于非故意伤害行为，就 2021 年的监测情况而言，过去一年内严重伤害的报告率为 4.8%，平均次数为 1.87 次；中小学生相对报告率较高，职高学生的平均次数最高；男生严重伤害的报告率高于女生，但报告的平均次数较低；城区学生报告的平均次数较高。这提示，云南省儿童青少年严重伤害的行为问题有所减缓，但仍不容忽视，特别是平均次数有上升趋势，发生问题的人群数量减少的同时，重复发生问题的频率却在提高。随着社会经济的发展，设施安全性逐渐完善，但自我保护的意识、技能以及自身运动素质，特别是柔韧性素质的提高还需要加强。中小学生，特别是职高学生需要重点进行教育干预，男生干预突出普遍性，女生、城区学生干预突出针对性，对少数易重复发生严重伤害的学生人群进行集中针对性教育。

2017—2021 年校园欺凌、2018—2021 年大学生网络暴力的报告率呈逐年下降趋势，但网络暴力的平均次数则有上升趋势。校园欺凌和网络暴力归属于故意伤害行为，就 2021 年的监测情况而言，校园欺凌的报告率为 2.3%，大学生网络暴力的报告率为 0.5%，平均次数为 3.39 次；小学生、男生、郊县学生、好片区学生是校园

欺凌的重点人群，其中被恶意取笑的频率最高；大学生中，男生是被网络暴力的重点人群。这提示，无论是校园欺凌还是网络暴力，来自问卷的行为报告率程度较轻，但不能因此忽视问题的严重性，因为被欺凌学生身心造成的严重伤害进一步的发展就是主动的施暴者或自我伤害者；而且，校园外的暴力行为本次监测未涉及，如上下学途中的暴力行为，该行为常引起学生严重的不安全感，甚至不敢上学。这都需要进一步提高对校园欺凌和网络暴力行为的预防干预。传统观念认为，小学生，特别是男生之间打打闹闹是正常的现象。经济较好地区的教育资源相对发达，学生整体素质较高，不容易发生欺凌行为；新兴的网络暴力行为更具隐匿性，女生中可能更易发生；事实上，这些我们容易忽视的人群，正是欺凌和网络暴力行为发生的重点人群，需要转变传统观念，以具体监测数据来调整工作的方向。

2017—2021 年，与他人动手打架的报告率维持在 10% 左右的高水平，而 2019—2021 年，被家长打骂的报告率和平均次数均呈逐年下降趋势，但总体上的报告率相对较高。就 2021 年的监测情况而言，过去一年内一成的学生有暴力行为，而有接近二成左右的学生过去 30 天内遭受到家长的打骂，平均次数为 3.44 次；就人群特点而言，小学生、男生、郊县学生和差片区学生是暴力行为重点发生的人群，除了经济片区特点，对应的也是家里暴力发生的重点人群。这提示，“以暴施暴”的社会模仿行为效应持续存在，校园内的暴力行为与校园外（家里）的暴力行为有着共同的形成环境，家校联合的健康教育从来不是一句“口号”，而是实际存在的暴力干预实践方向。特别是正处于行为未定型阶段的小学，抓住男生这个重点人群，突出经济较差和郊县地区的学生人群，及时有针对性地开展暴力预防教育和家校联合社会教育活动，能最经济、最有效地降低暴力行为的发生率。

2017—2021 年，步行违规行为的报告率维持在 5.0% 左右的水平，不安全游泳行为报告率呈逐年降低趋势，但平均次数则有小幅上升趋势。两类意外伤害均属于典型的非故意伤害行为，就 2021 年的监测情况而言，过去 30 天内步行过马路时不走人行横道的报告率为 4.8%，过去一年内去过没有安全措施的地方游泳的报告率为 2.5%，平均次数达到 4.63 次；步行违规行为中，小学生、男生、郊县学生、差片区学生是重点人群，而不安全游泳行为的特点与步行违规行为特点类似，除了学段变为初中 / 职高。这提示，步行违规行为和不安全游泳行为报告率从绝对值上并不高，但一旦出现就可直接导致伤害的发生，如步行违规导致车祸性伤害，不安全游泳行为导致溺水伤害，因此，评价分度标准应从严，从导致伤害的结果上引起高度重视；随着私家车拥有量逐年迅速增多，学生步行违规的行为报告率（报告“经常”）还维持在一定的水平，报告“有时”的情况还要再增长 3 倍左右，说明步行违规依然是导致车祸性伤害的重要危险因素之一，该意外伤害行为持续、普遍存在，学校安全教育应毫不懈怠地继续进行；尽管不安全游泳行为报告率有所降低，但平均报告次数却并未下降，甚至高达 4 次左右。一方面，发生溺水性伤害的发生率不仅取决于不安全游泳行为的健康危险行为报告率；另一方面，还与环境条件密切相关。有研究报道，和日本、澳大利亚等发达国家相比，我国“曾游过泳”的报告率很低。因为发达国家社区游泳设施完善，大多数学校都有自己的游泳场（馆），学生“曾游过泳”的报告率较高，而且报告率越高，去非安全场所游泳的报告率越低。换言之，能就近安全游泳，谁还会去不安全的场所游泳呢？而我国的游泳设施有限，对游泳本身的重视程度也不足，很多人直到大学阶段还不会游泳。“曾游过泳”的青少年可能去非安全场所游泳，更因为“会游泳”导致多次反复去；也有部分青少年好动，气候炎热后喜好玩水，因为设施有限选择去不安全场所游泳。特别是小学男生，地处不发达地区或郊县，在游泳设施相对缺乏的情况下，易发生不安全游泳行为。在进一步的预防、干预措施中，需要加强社区、学校安全游泳设施建设与传播游泳对强身健体的积极作用，提高儿童青少年游泳的安全意识和游泳技能并重，从而在根本上减少溺水性伤害的发生。

2017—2021 年，大学生认真考虑过自杀想法和有意伤害自己的报告率呈逐年上升趋势，而连续 2 周或更长时间因为伤心绝望而对日常活动失去兴趣、经常感到孤独、经常感到心情不愉快和因为担心某事而经常失眠的报告率均呈逐年下降趋势。自伤、自杀及不良情绪问题是故意伤害行为的重要指标内容，就 2021 年的监测情况而言，有 3.9% 的大学生报告过去一年内有自杀想法，1.7% 的大学生有自杀计划，0.4% 的大学生采取过自杀措施，5.5% 的大学生有过自伤行为，7.9% 左右的大学生在过去一年里有抑郁的倾向，孤独、心情不愉快、失眠的报告率在 3.5%~3.8%；自伤、自杀及不良情绪均没有性别差异，只是经济较差地区学生抑郁症状的情况较严重，而经济较好地区学生孤独感和因担心某事失眠的情况较严重。这提示，大学生自伤行为、自杀意念逐渐严重，而不良情绪的问题有所减缓。按照国际学术公认定义，自杀行为分为自杀意念（想法）、自杀计划和自杀未遂三个阶段。大多数患者首先产生自杀意念，其中一部分在强烈的意念驱使下开始认真制订计划，其他更少一部分最终付诸行动。尽管不是所有的患者都是按照自杀的三个阶段进行，可能存在从自杀意念开始，突然跳过自杀计划阶段，直接导致自杀死亡；也可能存在事先无明显自杀意念，也没有制订自杀计划，而突然付诸行动。但绝大多数大学生自杀意念和计划的报告率能较为客观地呈现其目前的状况，需要采取积极的干预策略，降低自杀成功的可能性。特别是采取自杀措施，或多次采取自杀措施的大学生实际情况和自杀成功（死亡）、自杀留医（自杀未死亡但需在医院接受抢救和其他处置）属于同一水平。一旦进展到这一步，未成功者再次自杀的危险性很高，需特别加以关注。采取自杀措施预测自杀的发生率应与回顾性自杀死亡率、自杀留医率相结合，综合应用于分析中。其次，伤心绝望主要反映大学生心理上长时间的抑郁状况，甚至因此而无法维持平常的学习和活动；孤独感主要反映大学生自身难以忍受的人际交往现状；心情不愉快（郁闷）反映其因学习压力等持续存在的郁郁寡欢；因担心某事而失眠则反映其沉重心理压力，不等同于一般的睡眠障碍。在经济状况好的地区，不良情绪主要关注人际需求和沉重心理的失眠状况，而在经济状况差的地区则主要关注抑郁状况。一般而言，不良情绪是不良行为的预测指标或前期提示信号，但监测显示的不良情绪减缓与自伤、自杀意念加重在一定程度上也反映出大学生情绪应对方式的变化趋势，即以伤害自己的方式来应对不良情绪，或发泄不良情绪。因此，对于大学生出现的不良情绪问题，要早发现，开展早期心理辅导或咨询，同时开展大学生情绪应对能力心理教育等早预防干预工作；而一旦出现自伤情况或自杀意念，要进一步采取心理危机管理和干预。此外，大学生心情不愉快的首要原因由高到低依次为学习压力、人际关系、就业压力、感情问题、经济情况，也反映出目前大学生不良情绪面临的主要压力来源。20 世纪，大学生普遍的经济压力已随着社会整体经济的发展成为历史，学习压力、人际交往和就业成为新时代大学生面临的三大挑战。

二、吸烟、饮酒等物质滥用行为问题居高不下，成瘾性物质使用行为仍普遍存在

2017—2021年，尝试吸烟、现在吸烟和被动吸烟的报告率呈逐年降低趋势。就2021年的监测情况而言，15.0%的学生有过吸烟行为，6.5%过去30天吸过烟，过去1周内四成的学生报告有被动吸烟行为；尝试或现在吸烟的重点人群均是职高学生、男生、城区学生和差片区学生。而被动吸烟的重点人群则是小学生、女生、城区学生和好片区/差片区学生。大量科学证据显示，青少年吸烟会立即对其呼吸系统和心血管系统产生严重的危害，并且会加速其成年后慢性病的发生。上述结果提示，随着我国多年来控烟工作逐步推进，儿童青少年主动或被动吸烟的情况都有所改善，然而，尝试吸烟报告率到2021年仍达15%，第一次尝试吸烟的年龄在12岁左右，学生正处于小升初的学业转变阶段和青春期来临的身心剧变阶段，现实生活和身心的巨大变动与青少年的好奇心重叠交织，加大了其尝试吸烟的行为可能性。尝试吸烟是今后是否成为烟民的重要预测因子，吸完第一整支烟的年龄越小，今后成为烟民的可能性越大，吸烟严重程度越高。该时期可以作为吸烟行为干预的关键时期，应采取积极的干预措施，以取得良好效果。吸烟人群干预中，应重点关注职高学生，相对普高学生而言，职高学生整体素质都较差，需要重点加强健康教育和干预；男生是以往历史资料的重点人群，以轻度吸烟为主，与真正成瘾人群有所区别，应及时及早采取措施，不能任其发展；城区学生可能由于获取烟草的便捷性和经济

保障相对较好，问题显得更为严重；经济差片区的学生则可能由于不良社会或学校环境的影响，导致吸烟问题形势更为严峻。被动吸烟的报告率相对较高，表明吸烟的整体环境状况还十分不良，吸烟行为普遍存在；被动吸烟重点人群以小学生和女生为主，反映出烟草的危害以低年龄、较少主动吸烟的女生为特点，应在该群体中大力宣传，提高自身的保护意识；城区学生、经济状况好或差片区的学生也是被动吸烟的主要受害群体，同样应提高自我保护意识，特别要增强主动制止吸烟人行为的动机和行为。在被动吸烟报告率中，学校被动吸烟的情况相对较好，但仍达到 10% 以上，而家里和其他公共场合被动吸烟情况就更为严重，报告率达到三成以上的情况。这一方面凸显了家庭控烟的迫切性，家校联合宣传教育的必要性；另一方面，我国烟草规定中早就对多种公众场合颁布了禁烟令，然而在实施过程中，通过设置吸烟区或不严格执行规定等形式降低了具体的效应，应切实在全社会倡导文明健康生活方式，在公众场合严格执行禁烟行为。

2017—2021 年，曾饮酒的报告率呈逐年降低趋势。就 2021 年的监测情况而言，接近三成的学生有过饮酒行为，16.0% 的大学生过去 30 天喝过酒，大学生过去 30 天重度饮酒和醉酒的报告率分别为 8.6% 和 12.1%。曾饮酒的重点人群是职高学生、男生、城区学生和差片区学生，与尝试吸烟或现在吸烟的重点人群一致。这提示，儿童青少年饮酒的不良状况有所改善，但绝对比率仍较高。饮酒行为在社会时尚的影响下并不完全具有负面效应，往往被社会酒文化赋予其传统文化民俗、英雄豪气、团聚庆祝、节日气氛等潜在正向价值，导致饮酒行为普遍化倾向严重。第一次曾饮酒的平均年龄在 12 岁左右，与吸烟行为的年龄相仿，也是正处于小升初的学业转变阶段和青春期来临的身心剧变阶段，现实生活和身心的巨大变动与青少年的好奇心重叠交织，增强了饮酒行为的可能性，而且饮酒往往与吸烟行为相伴，构成了物质滥用行为的聚集性恶性循环。该时期同样是饮酒行为干预的关键时期，应在摒弃根深蒂固酒文化糟粕的同时，将社会教育、学校教育、家庭教育多层次融合，形成合力，对其进行主动干预。饮酒重点干预人群也与吸烟重点人群一致，重点关注职高、男生、城区和经济差片区的学生，这也与以往文献研究的结果大体一致，职高学生的不利学校氛围，男生与酒文化的强关联性，城区学生获取酒精的经济保障，经济差片区学生更为严峻的不良社会风气。特别需要关注的是，2020 年和 2021 年对大学生酒精使用监测中发现，其重度饮酒率和醉酒率有所上升，女生的现状饮酒率、重度饮酒率和醉酒率也有所上升，说明大学生饮酒的现况、严重性都有所增长，特别是女生的情况尤其令人担忧。这都需要进一步加大社会层面的系统干预力度，减少酒作为“社交润滑剂”等不良文化的渗透和影响，在学校阶段抓住关键期和重点人群，及早采取主动、积极、有针对性的干预活动。

2019—2021 年，其他成瘾性物质使用行为的报告率呈逐年降低趋势。就 2021 年的监测情况而言，在中学及以上学段，学生在没有医生许可情况下曾使用各类成瘾性物质的报告率为 12.1%，各类成瘾性物质曾使用的报告率在 0.025%~9.3%，其中超过 1% 的成瘾性物质报告率为：止咳药水 9.3%，可吸入性溶剂（胶水、汽油、笑气等）4.0%。成瘾性物质使用的重点人群是普高学生、男生、郊县学生和差片区学生。这提示，总体上儿童青少年成瘾性物质滥用的情况有所减缓，但仍有一成多比率的人群绝对不能持有盲目乐观态度，应采取医防结合，联合学校禁毒教育等多种渠道，开展深入、专业的教育干预活动。成瘾性物质滥用通常包括：医用麻醉性镇痛剂类（如吗啡、杜冷丁、曲马多等），镇静催眠类药品（如止咳药水、安定、三唑仑等），违禁毒品类（如可卡因、摇头丸、大麻、海洛因、鸦片、冰毒、K粉等），可吸入性溶剂等。滥用上述物质主要与心理或精神因素相关，如解除烦恼、稳定情绪、缓解压力、减轻疼痛、帮助睡眠，受同伴影响因好奇而尝试，意图消遣和寻求快乐等。而吸烟、饮酒行为涉及的尼古丁、酒精往往被认为是青少年通往成瘾性物质使用的"门户"，成瘾性物质的使用又通常是非故意伤害（车祸、其他意外事故等）和故意伤害（暴力、性侵犯、自伤、自残、自杀）等健康危险行为的重要诱因。因此，做好吸烟、饮酒行为的基础预防，加强儿童青少年心理辅导，避免成瘾性物质滥用行为的出现，是一系列相互交织的心理行为丛，其预防干预的任务十分迫切和意义十分重大。尤其引人注意的是，普高学生是成瘾性物质使用的重点干预人群，可能主要出于减轻压力的需要，因此，进行成瘾性物质使用干预时，一定要配合做心理工作；男生是吸烟、饮酒行为的重点干预人群，同样也是成瘾性物质滥用需要侧重的方面；郊县和差片区学生受整体社会不良氛围和教育匮乏的影响，更容易受好奇心驱使而成为成瘾性物质滥用的受害者。此外，各类成瘾性物质报告中以止咳药水居高。作为一种"严格按医嘱，治病为目的"的药物，在市场上的药店均可购买，大部分药店并未按规定出具医生处方，这需要药品监管部门大力介入，从源头上避免处方类药物的滥用。同时，加大家长、学生群体的用药正确知识普及力度。成瘾性物质滥用中居于第二位的是可吸入性溶剂。该成瘾物质在西方国家已呈泛滥之势，从监测结果来看，在我国也正隐隐地抬头，发展趋势迅猛，取代了医用麻醉性镇痛剂类和违禁毒品类的滥用位置，需要特别加以注意。不同于上述两类物质，可吸入性溶剂具有以下几类特征，更容易导致青少年的滥用行为。第一，易得性。如胶水、汽油等，广泛存在于各种工业产品和日常生活用品中，价格低廉、方便易得。第二，有明显的兴奋或抑制中枢作用，有一定的耐受性，并可产生生理性和心理性的依赖，部分易感者使用后，可立即产生欣快感。第三，不易识别。因缺乏必要的宣传教育，社会大众对这方面的知识缺乏，不会把这类物质与成瘾性联系起来，没有引起青少年自身、家长和社会大众的警惕。

三、网络成瘾和不良用耳的问题应引起高度重视

2017—2021 年网络使用行为和 2019—2021 年网络成瘾的报告率呈逐年降低趋势。就 2021 年的监测情况而言，网络使用方面，八成以上的学生使用网络，过去 1 周内每天平均上网的时间为 2.49 小时，3.2% 的学生报告网络成瘾。网络使用以大学生、女生、城区学生和中片区 / 差片区学生为主，网络成瘾的重点人群也为大学生、女生、城区学生。网络成瘾问题归属于精神成瘾行为范畴，上述结果提示，随着社会、学校、家庭层面对网络价值双面性的逐步认识，特别是对儿童青少年近视形成的不良影响，儿童青少年网络使用的报告率降低了一成左右，但网络使用的普及率仍旧很高。1 周内学生报告每天上网的时间均在 2 小时以上，不足网络成瘾标准之一（每天大于等于 4 小时）的一半时间，说明大部分学生仍在正常范围，但每天上网时间仍较长。除去在校学习无法上网的时间，回家后完成作业的时间，还能有至少 2 小时用于上网。当然，自报告问卷指标并没有区分上网用于学习或非学习（如娱乐、交友等）目的的上网时间。部分学生上网是以工具性为主，以查询信息、学

习为目的，没有心理依赖的症状表现。特别到大学阶段，学校不再限制上网行为，反而很多日常学习均需要借助网络才能完成，学生自报告平均每天的上网时间已达到 5 小时。从上网时间的角度再次说明了网络行为与学生日常活动的深度融合。网络成瘾问题有所缓解的情况表明，多层面、多角度对网络价值的科学认识以及相应的干预活动，该问题的严重性有所降低，但并不能掉以轻心，应持续加以关注。作为网络成瘾的重点人群，大学生因为自由的网络使用行为，较长的网络使用时间，以及自身对信息、交友、娱乐等网络功能的需求，无疑最容易发展为网络成瘾者；多数健康危险因素以男生的报告率更高，而在平均每天网络使用时间方面女生则更长，且网络成瘾的报告率更高，这体现以网络成瘾为主的精神成瘾行为在不同性别间的特征分布。相对于男生的外倾性行为，女生更倾向于内倾行为，网络的便捷性、隐匿性都在一定程度上契合了女生的行为偏向；城区学生也是网络成瘾重点干预人群，相对于郊县学生，他们有更多样化的网络需求，更容易发展为网络成瘾。

2019—2021 年，耳机使用的报告率呈逐年降低趋势，而长时间使用耳机的报告率维持在五成，高音量使用耳机的报告率维持在四成，自觉听力损伤的报告率接近二成。就 2021 年的监测情况而言，四成多学生使用耳机，使用耳机的学生中，长时间和高音量使用耳机的比例分别为 52.2% 和 39.0%；不良用耳高危行为的重点人群为大学生、城区学生和好片区学生，男生倾向于长时间使用耳机，女生倾向于高音量使用耳机。这提示，尽管耳机使用的比率有所降低，但是跟听力损伤相关的高危行为如长时间、高音量使用耳机的报告率并没有明显改善，其自觉听力损伤的报告也维持在二成左右。随着电子设备的普及，学生开始使用耳机的年龄越来越早，但与大多物质滥用的平均年龄相近，在12岁左右，此阶段刚好是小升初的学业转变阶段和青春期来临的身心剧变阶段，自我意识的发展使青少年自主寻求电子设备的使用。而且，每天使用的时间均在半小时左右，使用耳机的情况比较普遍。相关研究表明，预防噪声性听力损伤的关键点是耳机使用的时间、频率和音量。相对而言，大学生、城区学生和好片区学生不良用耳的高危行为更易发生，这与自由支配的行为因素、较发达的经济保障（较普及的电子设备）密切相关。男生应重点减少耳机的使用时间，而女生则应重点降低耳机使用的音量。噪声引起的听力损伤是继年龄相关听力损失之后第二大最常见的听力损失类型，尽管不会危及生命，但其危害的严重性长期被低估，特别是青春期的永久性听力损失会导致职业选择障碍并严重影响生活质量。因此，面对不良用耳行为的高流行比率，自觉听力损伤的普遍性，在12岁左右的耳机使用阶段，及早进行健康教育与干预，显得十分必要。

四、学生普遍接受过青春期健康和艾滋病预防教育，但大学生性及生殖健康问题仍十分突出，抑郁症状的流行态势异常严峻

2017—2021年，青春期健康和艾滋病预防教育的报告率呈逐年上升趋势，九成左右的学生接受过青春期健康教育和艾滋病预防教育。就2021年的监测情况而言，青春期健康和艾滋病预防教育的报告率分别为90.6%和89.0%；青春期健康教育的重点人群是初中生、男生、郊县学生和好片区/中片区学生；艾滋病预防教育的重点人群是初中生、男生、郊县学生和好片区学生，与青春期健康教育的重点干预人群基本一致。这提示，随着近年来学校健康教育，

特别是针对青春期和艾滋病预防方面教育工作的稳步开展，其接受过相关教育的报告率逐年上升，且已达到90%左右。下一步，可就教育的效果，从学生青春期和艾滋病预防的知识、态度和行为方面分别进行调查了解，以确定教育的实效性。值得注意的是，无论是青春期健康教育，还是艾滋病预防健康教育，初中生都是预防干预的重点人群。初中阶段，正是青春期“疾风骤雨”的特殊时期，儿童青少年身心正发生巨变，自我意识觉醒的同时还伴随着情绪易冲动，行为不成熟，此时开展青春期相关的健康教育不仅十分紧迫，而且十分必要。从监测的情况来看，在这个关键时期，教育的权威性与学生自我的依赖性相对匹配，开展健康教育的效果应最佳，然而结果却不尽如人意，还需要学校加以重视，在学业压力增加的同时，把按政策开展的健康教育课开足开实，真正做到预防为主。如果说女生的特点是内倾性行为，情绪应对的方式较多，那么男生的特点就是外倾性行为，行动应对的方式较多。男生容易在没有思考成熟的前提下，贸然采取不当的行动，从而在多种健康危险行为方面都是重点关注人群，由此在健康教育上更应该加强。郊县、好片区学生在健康教育方面容易被忽视，城区学生健康教育的课程开设更为普及，差片区学生因为经济因素也容易成为教育政策倾向的重点人群，然后也不能放松对好片区 / 中片区学生健康教育的开展。

2017—2021 年，大学生曾发生性行为的报告率呈“倒 U”发展趋势。就 2021 年的监测情况而言，7.8% 的大学生有过性行为，各种不安全性行为的报告率在 0.2%~2.9%；曾发生性行为的重点干预人群为男生，同性或双性性行为的重点干预人群为好片区大学生。该部分大学生的应答率接近 100%，这既反映出大学生对性相关的开放程度较高，也说明调查的可靠性。这提示，随着社会文明的加深，现在的大学生对性行为持较为开放的态度，接近8%的大学生曾有过性行为，同时，首次性行为在18岁以下的报告率也高达2.4%。未成年人性行为伴随着各种高危性行为，同时也带来巨大的心理压力。因此，开展相关性生殖健康教育，特别是性伦理、性道德等价值观的塑造，实用性知识和技能的掌握十分必要。曾报告，有性行为和危险性行为的多性伴性行为的学生中均以男生为重点干预人群，说明男生在性方面常处于主动地位，需要重点加强性安全方面的教育。值得注意的是，尽管女生在曾报告有性行为方面比率较低，但是许多危险性行为方面男女生之间已无差异，表明女大学生在危险性行为知识和技能方面亟待加强。好片区学生在性行为的发生，同性或双性不良性行为，危险性行为方面都是重点干预人群。经济的发展带来社会各方面的变化，特别是不良性价值观的影响也随之来临，这需要社会各部门的协调配合，开展社会层面的综合干预才能达到实效。从监测结果看，尽管各种危险性行为的比率相对较低，但它仍会带来一系列的健康危险行为问题，如抑郁、自伤、物质滥用，甚至自杀等，一定要加以重视，将问题的预防和干预放在小学、中学阶段，重视关键时期的干预价值。

2017—2021年，儿童青少年抑郁症状的报告率呈逐渐上升发展趋势。就2021年的监测情况而言，接近两成的初中以上学生过去一周内有抑郁症状；抑郁症状干预的重点人群是普高学生、女生、郊县学生和差片区学生。这提示，儿童青少年的心理健康状况日趋严重，以抑郁症状为主的心理问题折射了这个时代和社会发展阶段内在的深层问题。多样化的需求和选择，多元化的价值观，个性化的自由抉择，都从不同的层次和角度离析了生活意义的统一追寻。心灵需要扎根于稳如磐石的日常生活，儿童青少年的学习生活要在多变的时代中寻求自身的价值与意义。这不仅需要学校及时开展相应的心理教育与辅导，形成与社会专业心理机构的转介联动机制，构造相应的学校心理危机干预体系；而且也要延伸到家庭，从父母入手，进行正确的养育培训和再教育，扩展到社会，如火如荼地倡导积极向上的人生价值教育。从干预的重点人群看，普高学生的学习、人际压力较大，女生情绪取向的心理应对方式，郊县/差片区学生相对较少的社会支持系统都在一定程度上导致了这些群体更容易表现出抑郁症状。此外，抑郁症状所表征的不良心态还容易滋生其他健康危险行为问题，如物质滥用，吸烟、饮酒问题，网络成瘾，自伤、自残，甚至自杀的故意伤害行为等，从而造成严重的社会和教育问题，影响一代青年的综合素质发展。因此，从学校入手，做好心理健康教育，设置心理辅导中心，建立社会心理救助机构，搭建多机构综合心理促进平台都是防止抑郁症状流行态势恶化的有力手段。社会多部门应形成综合干预机制，及早开展心理筛查和体检，及时应对突发心理危机事件，普及正确的心理健康知识和技能，提高学生自身的心理素质。

第二节　研究建议

一、提高认识，长效投入

《中共中央　国务院关于加强青少年体育增强青少年体质的意见》《国家中长期教育改革和发展规划纲要（2010—2020年）》《国家中长期人才发展规划纲要（2010—2020年）》等相关文件均提

出建设人力资源强国、人才强国的目标，儿童青少年的健康是建设人力资源强国和人才强国战略的重要基础，他们的健康水平关系到整个民族未来的健康素质。目前，我国儿童青少年面临肥胖、近视等常见病检出率居高不下，高脂血症、高血压、糖尿病等成年期慢性非传染性疾病发病年龄不断前移，学校传染病及突发公共卫生事件时有发生，儿童青少年死亡原因及疾病负担主要归于人群健康危险行为等问题（马军，2013）。通过 2017—2021 年连续 5 年的监测研究发现，云南省儿童青少年伤害及健康行为问题形势严峻，影响因素多样复杂，这不仅影响儿童青少年身心健康，而且也是当前公共卫生面临的重要问题。在这样的背景下，云南省依托全国学生常见病和健康影响因素的监测与干预平台，对儿童青少年的伤害及健康相关行为指标进行系统、连续的监测，对相关结果进行综合分析，对其健康状况的发展趋势及干预重点作出科学判断，对促进和改善儿童青少年的健康状况具有重要的现实意义。教育、卫生等部门应进一步提高对学校卫生工作及其监测与干预工作的认识，与相关部门沟通协调，形成合力，共同维护和促进好云南省儿童青少年的健康。

与此同时，学校卫生相关工作经费、机构设置及人员配备等方面投入不足，无法保障学校卫生工作的顺利开展。政府部门应群策群力，加大投入，建立各部门沟通协调机制，采取综合措施提升学校卫生工作水平。特别是卫生和教育部门要从体系建设方面加强学校卫生工作，卫生部门应在各级疾病预防控制机构设置专门的学校卫生科或学校卫生人员，加强对学校卫生工作人员的培训，全面提高疾控机构学校卫生队伍人员的素质；教育部门应加强学校基层卫生保健机构网络建设和管理，以《学校卫生工作条例》为指导，完善基层学校卫生人员（校医）配置，在学校数量多的州（市）增设中小学校保健机构，同时配合卫生部门积极进行预防性、经常性卫生学评价，对不规范的设备设施加以改造，确保良好教学环境。

二、注重监测数据的开发和利用，增加专项调查项目的内容和手段，综合实施干预

各级疾控中心应加强监测数据的开发和利用，分析儿童青少年伤害及健康相关行为的现状、特点及变化趋势，定期形成监测技术报告或工作报告，上报当地卫生、教育行政部门和上级疾控中心，为政府出台相应的干预策略和措施提供政策建议，促进监测数据向干预行动的实效转化。

鉴于儿童青少年伤害及健康相关行为监测偏重行为外在表现的监测内容，应根据分析结果，有针对性地对部分重点项目开展行为心理机制、社会因素等方面的专项调查，有利于摸清问题的本质，从行为背后的运作机制出发去制订更为科学合理的干预措施。监测手段也应及时引入科学研究的新技术、新手段，避免问卷报告信息不够准确、较为粗略的不良影响，可以增加小范围、有针对人群的访谈、社会学质性研究，增加人群队列设计研究，增加多层次数学模型等多样化科学研究方法，从而更为科学、准确、深入地揭示儿童青少年伤害及健康相关行为问题的流行特点，形成机制，形成关键措施和办法。

本次研究发现，影响儿童青少年伤害及健康相关行为的危险因素多样复杂，各地应充分利用数据信息发现疾病规律，厘清重点问题，开展以生活技能为核心的学校健康教育，打造健康促进学校的干预平台。包括：①生活技能教育不是泛指日常生活能力，而是专

指人的心理社会能力，是个体保持良好心理状态，并在与他人、社会和环境的相互关系中表现出适应的和积极的行为能力。学校应及早开展，重视实践性的健康生活技能教育，同时坚持以学生为主体，在教学内容设置、方法指导等方面以学生心理特点为基础。另外，加强教师培训，争取家庭、社区的密切配合，为学校教育创造良好的社会环境。②健康促进学校的目标人群是学生，需要动员所有与学生生活、学习密切相关的人员，如学校领导、教职员工、家长、社区和大众媒体工作者等。围绕学校卫生政策、学校物质环境、学校社会环境、社区关系、个人健康技能、卫生服务等方面，挖掘各种社会潜在资源，针对儿童青少年健康问题的群体聚集性和个体多重性提供综合性的教育和干预。

三、提倡健康生态学模式，采取学校 – 家庭 – 社会共同防控的机制

伴随社会变革，一些传统的影响学生伤害及健康相关行为的致病机制在弱化，而社会大环境的作用则显著增强。学生健康问题的产生是生物学因素、行为生活方式、心理因素、卫生服务因素以及物质和社会环境因素等多因素交互影响的结果，在具体的防控实践中简单归咎于教育部门或将疾病单方面视为卫生部门责任的做法既不全面，也难以奏效。必须将儿童青少年健康相关危险因素提高到“公共卫生理念”的高度来认识，动员全社会共同参与，建立多部门合作机制，打造学校 – 家庭 – 社会三联防治屏障，采取综合措施改善不良环境。包括：①加强各级政府的宏观决策功能和执法力度。在《中华人民共和国教育法》《中华人民共和国未成年人保护法》《学校卫生工作条例》等法律、法规基础上，制定和完善相应政策。

②全面加强学校健康教育。一方面，稳步推进和落实学校健康教育课程开展；另一方面，加强学校心理辅导。③全面加强公众教育。通过普及儿童青少年身心保健知识，发动全社会共同参与，重点倡导健康生活方式。各级卫生、教育部门应根据本级监测工作结果，针对儿童青少年健康方面存在的问题，尽快制订《儿童青少年健康生活方式行动指南》，帮助儿童青少年在提高自我保健意识的基础上，自觉选择健康的生活方式和行为。④鼓励家庭在促进儿童青少年预防和控制常见病及健康危险因素方面继续发挥积极作用。家庭是健康意识和行为养成的始发地，应通过“家长学校”等形式，提供指导帮助，形成健康综合防控中的积极因素。⑤充分发挥社区卫生体系，电视、网络、报刊、新媒体等大众媒体在防治儿童青少年常见病及健康危险因素发生、发展过程中的正向作用。

参考文献

[1] 朱雯，张涛，龚清海．我国青少年健康危险行为研究现状 [J]. 中国预防医学杂志，2016,(7):535-539.

[2] 马军．我国儿童青少年面临的主要健康问题及应对策略 [J]. 北京大学学报：医学版，2013(3):337-342.

[3] 黄莹，李燕，杨国良，等．云南民族地区中学生抑郁症状流行特征分析 [J]. 中国学校卫生，2011(9):1121-1123.

[4] 杨文辉，周烃，彭芳，等．湖南省岳阳县青少年抑郁的流行病学调查 [J]. 中国临床心理学杂志，2013(6):937-941.

[5] 章婕，吴振云，方格，等．流调中心抑郁量表全国城市常模的建立 [J]. 中国心理卫生杂志，2010(2):139-143.

[6] 陈祉妍，杨小冬，李新影，等．流调中心抑郁量表在我国青少年中的试用 [J]. 中国临床心理学杂志，2009,(4):443-448.

[7] 张明园．精神科评定量表手册 [M]. 长沙：湖南科学技术出版社，2003.

[8] 汪向东，王希林，马弘．心理卫生评定量表手册 [M]. 北京：中国心理卫生杂志社，1999:200-202,244-245.

[9] 齐文娟，廉启国，毛燕燕，等．中学生健康危险行为特征及其与家庭因素的关系 [J]. 中国学校卫生，2017,38(6):812-815.

[10]（美国）CDC.Youth Risk Behavior Surveillance-United States, 2019[R]. Surveillance Summaries,2019,69.

[11] 季成叶 . 中国青少年健康相关 / 危险行为——调查综合报告 2005[M]. 北京 : 北京大学出版社 ,2007.

[12] 季成叶 . 儿童少年卫生学 [M]. 第 6 版 . 北京 : 人民卫生出版社 ,2007.

[13] 陶芳标 . 儿童少年卫生学 [M]. 第 8 版 . 北京 : 人民卫生出版社 ,2017.

[14] 陶芳标 . 儿童青少年意外伤害预防的可控性和优先领域 [J]. 中国学校卫生 ,2018(2):163–166.

[15] 马军 , 董彦会 , 王鑫鑫 , 等 . 中国儿童青少年健康危险行为状况分析报告 [J]. 中国校外教育 ,2022(6):61–78.

[16] 袁兆康 , 文小桐 . 中国青少年健康危险行为研究设计与流行现状 [J]. 中国学校卫生 ,2019(4):638–640.

[17] 翟倩 , 丰雷 , 张国富 , 等 . 青少年网络成瘾的研究现状 [J]. 中国全科医学 ,2020(13):1687–1694.

[18] 马迎华 . 加强性教育 , 提高儿童青少年抵御艾滋病侵袭的能力 [J]. 江苏教育 ,2017(96):18–20.

[19] 庄茂强 , 张迎修 , 李素云 , 等 . 山东省农村中小学生用耳行为及听力损伤影响因素分析 [J]. 中国健康教育 ,2022(6):522–526.